近代名医珍本医书重刊大系

（第二辑）

张锡纯中药亲试记

张锡纯　著

汪圣　点校

U0244925

天津出版传媒集团

天津科学技术出版社

图书在版编目（CIP）数据

张锡纯中药亲试记 / 张锡纯著；汪圣点校 . -- 天
津：天津科学技术出版社，2024.4

（近代名医珍本医书重刊大系 . 第二辑）

ISBN 978 - 7 - 5742 - 2046 - 1

Ⅰ.①张… Ⅱ.①张… ②汪… Ⅲ.①验方-汇编
Ⅳ.①R289.5

中国国家版本馆CIP数据核字（2024）第086465号

张锡纯中药亲试记

ZHANGXICHUN ZHONGYAO QINSHI JI

策划编辑：吴文博

责任编辑：梁　旭

责任印制：兰　毅

出　　版：天津出版传媒集团
　　　　　天津科学技术出版社

地　　址：天津市西康路35号

邮　　编：300051

电　　话：（022）23332392（发行科）23332377（编辑部）

网　　址：www.tjkjcbs.com.cn

发　　行：新华书店经销

印　　刷：河北环京美印刷有限公司

开本 880×1230　1/32　印张11.25　字数199 000
2024年4月第1版第1次印刷
定价：79.00元

近代名医珍本医书重刊大系第二辑专家组

读名家经典
悟中医之道

扫描本书二维码，获取以下**正版专属资源**

本书音频 畅享听书乐趣，让阅读更高效

走近名医 学习名家医案，提升中医思维

方剂歌诀 牢记常用歌诀，领悟方剂智慧

- **读书记录册**
  记录学习心得与体会
- **读者交流群**
  与书友探讨中医话题
- **中医参考书**
  一步步精进中医技能

扫码添加智能阅读向导
帮你找到学习中医的好方法！

操作步骤指南 ① 微信扫描上方二维码，选取所需资源。

② 如需重复使用，可再次扫码或将其添加到微信"收藏"。

推荐文

　　中医药是我国劳动人民在长期防治疾病的实践中创造的独具特色的医学科学，千百年来为中华民族的繁衍昌盛做出了不可磨灭的贡献。作为新时代的中医药人，弘扬中医文化，传承国药精粹，使其更好地造福于民，是我们的神圣职责和义务。

　　当前，中医药自身正处在能力提升关键期，国际社会对中医药的关注度也日益提升。近年来，党和国家领导人非常重视发挥中医药在对外交流合作中的独特作用，并对新时期中医工作做出重要指示：一是全新、明确地界定了中医药学在中华文化复兴新时期的关键地位，是"打开中华文明宝库的钥匙"；二是指出了深入研究和科学总结中医药学的积极意义，即"丰富世界医学事业、推进生命科学研究"；三是揭示了中医药学在国际文化交流与合作中的重要作用，即"开启一扇了解中国文化新的窗口，为加强各国人民心灵沟通、增进传统友好搭起一座新的桥梁"。

　　天津科学技术出版社有限公司和北京文峰天下图书有限公司共同打造的"近代名医珍本医书重刊大系"第二辑包含 19 世纪中医名家代表作，如：《伤寒论启秘附仲景学说之分析》《集注新解叶天士温热论》《脏腑药式补正》《伤寒杂病论会通》《金匮要略释义》《研药指南》《伤寒杂病论义疏附医理探源》《金匮要略新义》《内科杂病综古》《女科综要附医案余笺》《金匮要略改正并注》《伤寒论改正并注》《香岩径》《张锡纯屡试屡效方》《张锡纯中药亲试记》《张锡纯中医论说集》《张锡纯医案讲习录》《张锡纯伤寒论讲义》《伤寒论新义》，包含了刘世桢、张山雷、黄竹斋、张锡纯等医家的代表作。

这些医家对中医发展、中医学术研究具有独特见地。时至今日，他们的学术思想和医案对临床及各类医学问题的研究仍具有重要参考和启迪作用。现将他们的经典医案和医论汇集整理重新出版，以为读者提供一份难得的了解、研究、继承中医的宝贵资料。

此系列丛书的出版，不仅具有示范意义，对全国中医药学术传承发展，也将起到积极的推动作用。且该丛书的点校与出版，并非单纯的医史研究，也非单纯的文献整理点校，而是有着很专业的实用价值，在阅读过程中，可以与这些医家的思想碰撞，产生火花。欣慰之余，愿为之推荐。

名老中医药专家学术经验继承工作指导老师

2023年1月16日

序 言

"近代名医珍本医书重刊大系"具有包含医家更多、选取品种更全、更具代表性，梳理更细致，点校者权威等特点。在第一辑的基础上，第二辑继续扩充19世纪中医名家代表作，共计19个品种。具体包括《伤寒论启秘附仲景学说之分析》《集注新解叶天士温热论》《脏腑药式补正》《伤寒杂病论会通》《金匮要略释义》《研药指南》《伤寒杂病论义疏附医理探源》《金匮要略新义》《内科杂病综古》《女科综要附医案余笺》《金匮要略改正并注》《伤寒论改正并注》《香岩径》《张锡纯屡试屡效方》《张锡纯中药亲试记》《张锡纯中医论说集》《张锡纯医案讲习录》《张锡纯伤寒论讲义》《伤寒论新义》，包含了刘世桢、张山雷、黄竹斋、张锡纯等医家的代表作。这次点校着重以中医传统理论结合著者学术经验予以诠解，汇辑各家注解，但不为古人注释所囿，联系所论的因、证、治疗等加以阐论和分析，凭证论治，论证用药。这套书深挖中华医藏，系统梳理19世纪中医名家代表作，可以为中医研究者提供坚实的文献研究基础，承前启后，为复兴中医药文化、提升中医药社会地位提供理论基础。也进一步贯彻了新时期中医工作重要指示精神：全新、明确地界定了中医药学在中华文化复兴新时期的关键地位，是"打开中华文明宝库的钥匙"。

"近代名医珍本医书重刊大系"是目前最系统地甄选19世纪中医名家代表作的系列丛书，特聘国医大师李佃贵指导，并邀请当今的中医名家、青年临床医师加入，进行严谨的点校重刊，旨在为研究中医药知识提供理论基础，传承发展祖国中医药文化。

全景脉学创始人

2023年2月11日

原 序

今之研究医学、著书立说者多矣。而其所著之书，诚能推之四海而准，传之千秋可法者，原旷世不一见也。

吾师张寿甫先生，盐山名儒，自弱冠研究经学，于书无所不读，而又兼通医学。初志本期以注疏五经名世，后慨医学颓废，人多夭枉，遂专注重医学，以振兴中华医学为己任。著书不胫而走，风行海内，远至台湾、香港，亦多有购此书者。

宜《山西医学杂志》称为"医学中第一可法之书"也。近时各省所立医学校，多以此书为讲义；各处医学社会所出志报，又莫不以得登先生撰著为荣。即侬编《如皋医学报》，亦蒙先生时惠鸿篇。若先生者，诚执全国医坛之牛耳也。

《药物讲义》(即《中药亲试记》—— 整理者注)于中西药物皆备其要，而于中药尤能独辟新义，发千古所未发，于生平得力之处，尽情批露无遗，足见先生嘉惠医林之意至为深切矣。

侬也不才，自惭失学，每一思之，辄觉汗颜。幸祖遗薄田数顷，躬耕余暇时，研究书画、诗文、医学，多泛览，无师承。迩来，书，师郑先生海藏；画，师林先生畏庐；诗，师吴先生东图，医，即师我寿甫先生。然诗文、书画即不佳，亦无甚关重，医学则人命所关，故又三致意焉。

幸蒙我师时惠教言，因得稍识医学门径，他日有成，终不敢忘先生之赐也。农愧不文，勉为之序。

癸亥季冬如皋门生李慰农敬序于如不及斋

6

例 言

一、此书因专讲中西药物，是以又名《药物讲义》。

二、此书中药，于常用之品亦未多备，非略也。盖凡所载者，皆自抒心得，于寻常讲解之外，另有发明。其不能另有发明者，虽常用之药亦不载。

三、此书中药，未详地道及成色优劣，因诸家本草，于此等处，皆详载之，出书非为初习本草者设，为精研药性者设，故不载也。

四、此书于西药，无多发明，以愚原非西医专家，不过于紧要之药，略录数十味，间附以论说，思为中医欲兼学西医者之嚆矢。

五、此书无论中西药品，凡所言之气味，与他书不同者，皆自尝试而得，以求药味之实际，非敢妄为改易也。

六、中药大抵宜食前服，西药则皆宜食后服，以其性多剧烈之品，故不宜空腹服之。

七、西药为其剧烈，所以少服，少服又恐药力不能接续，所以皆宜日服数次，至药下未明言者，亦应如此服法。

八、用西药，即宜用西药分量。书中所谓瓦，系中量二分六厘四毫。其作一·○式者，一瓦也；作一〇·〇式者，十瓦也；作一〇〇·〇式者，百瓦也。点上为整数，故皆足一瓦以上之数。至不足一瓦之分数，则皆在点下，其作〇·一式者，十分之一瓦也；其作〇·五式者，十分瓦之五也（即半瓦）；作〇·〇五式者，百分瓦之五也。盖按算数之定式，原点上为整数，点下为分数也。（为方便读者，正文中已改为阿拉伯数字）

九、荜澄茄中西药中皆有之，而此书载于西药之中，因西人论此药功用与中说不同，且其所论之功用，又确实可以征信，至购此药时，又必购于西药房中，用之方效。盖此药在中药为备用之药，皆陈腐不堪用，而西人最习用之，且所制之末又精工也。

自　题

藐焉俯仰地天中，遭际嶙峋目虑空。
独有拳拳消未尽，同胞疴养系私衷。
惨淡经营几度年，此心非不爱逃禅。
欲求后世堪持赠，长作千秋未了缘。

张锡纯寿甫像

目　录

目　录

《医学衷中参西录》第四期第四卷 / 172

《医学衷中参西录》第四期第五卷（西药）/ 230

《医学衷中参西录》第五期第二卷 / 267

《医学衷中参西录》第四期第一卷

石膏解

石膏之质，中含硫氧，是以凉而能散，有透表解肌之力。外感有实热者，放胆用之，直胜金丹。《神农本经》谓其微寒，则性非大寒可知；且谓其宜于产乳，其性尤纯良可知。

医者多误认为大寒而煅用之，则宣散之性变为收敛（点豆腐者必煅用，取其能收敛也），以治外感有实热者，竟将其痰火敛住，凝结不散，用至一两即足伤人，是变金丹为鸩毒也。

迨至误用煅石膏偾事，流俗之见，不知其咎在煅不在石膏，转谓石膏煅用之其猛烈犹足伤人，而不煅者更可知矣。于是一倡百和，遂视用石膏为畏途，即有放胆用者，亦不过七八钱而止。夫石膏之质甚重，七八钱不过一大撮耳。以微寒之药，欲用一大撮扑灭寒温燎原之热，又何能有大效？

是以愚用生石膏以治外感实热，轻证亦必至两许；若实热炽盛，又恒重用至四五两或七八两，或单用，或与他药同用，必煎汤三四茶杯，分四五次徐徐温饮下，热退不必尽剂。如此多煎徐服者，欲以免病家之疑惧，且欲其药力常在上焦、中焦，而寒凉不至下侵致滑泻也。

盖石膏生用以治外感实热，断无伤人之理。且放胆用之，亦断无不退热之理。

惟热实脉虚者，其人必实热兼有虚热，仿白虎加人参汤之义，以人参佐石膏亦必能退热。

特是药房轧细之石膏多系煅者，即方中明开生石膏，亦恒以煅者充之，因煅者为其所素备，且又自觉慎重也——故凡用生石膏者，宜买其整块明亮者，自监视轧细（凡石质之药不轧细，则煎不透）方的。

若购自药房中难辨其煅与不煅，迨将药煎成，石膏凝结药壶之底，倾之不出者，必系煅石膏，其药汤即断不可服。

【附案】

长子荫潮，七岁时，感冒风寒，四五日间，身大热，舌苔黄而带黑。孺子苦服药，强与之即呕吐不止。

遂单用生石膏两许，煎取清汤，分三次温饮下，病稍愈。又煎生石膏二两，亦徐徐温饮下，病又见愈。又煎生石膏三两，徐徐饮下如前，病遂痊愈。

夫以七岁孺子，约一昼夜间，共用生石膏六两，病愈后饮食有加，毫无寒中之弊，则石膏果大寒乎？抑微寒乎？

此系愚初次重用石膏也，故第一次只用一两，且分三次服下，犹未确知石膏之性也。世之不敢重用石膏者，何妨若愚之试验加多以尽石膏之能力乎？

同邑友人赵厚庵之夫人，年近六旬，得温病，脉数而洪实，舌苔黄而干，闻药气即呕吐。

俾单用生石膏细末六两，以作饭小锅（不用药甀，恐有药味复呕吐）煎取清汤一大碗，恐其呕吐，一次只温饮一口。

药下咽后，觉烦躁异常，病家疑药不对证，愚曰："非也，病重药轻故也。"饮至三次，遂不烦躁，阅四点钟尽剂而愈。

同邑友人毛仙阁之三哲嗣印棠，年三十二岁，素有痰饮，得伤寒证，服药调治而愈。后因饮食过度而复，服药又愈。后数日又因饮食过度而复，医治无效。

四五日间延愚诊视，其脉洪长有力，而舌苔淡白，亦不燥渴，食梨一口即觉凉甚，食石榴子一粒心亦觉凉。

愚舍证从脉，为开大剂白虎汤方，因其素有痰饮，加清半夏数钱。

其表兄高夷清在座，邑中之宿医也，疑而问曰："此证心中不渴不热，而畏食寒凉如此，以余视之虽清解药亦不宜用，子何所据而用生石膏数两乎？"

答曰："此脉之洪实，原是阳明实热之证，其不觉渴与热者，因其素有痰饮湿盛故也。其畏食寒凉者，因胃中痰饮与外感之热互相胶漆，致胃腑转从其化，与凉为敌也。"

仙阁素晓医学，信用愚言，两日夜间服药十余次，共用生石膏斤余，脉始和平，愚遂旋里。

隔两日复来相迎，言病人反复甚剧，形状异常，有危在顷刻之虑。因思此证治愈甚的，何至如此反复。

即至（相隔三里强），见其痰涎壅盛，连连咳吐不竭，精神恍惚，言语错乱，身体颤动，诊其脉平和无病，惟右关胃气稍弱。

愚恍然会悟，急谓其家人曰："此证万无闪失，前因饮食过度而复，此次又因戒饮食过度而复也。"其家人果谓有鉴前失，数日之间所与饮食甚少。

愚曰："此无须用药，饱食即可愈矣。"其家人虑其病状若此，不能进食。愚曰："无庸如此多虑，果系由饿而得之病，见饮食必然思食。"

其家人依愚言，时已届晚八句钟，至黎明进食三次，每次撙节与之，其病遂愈。

西药有安知歇貌林，又名退热冰。究其退热之效，实远不如石膏。盖石膏之凉虽不如冰，而其退热之力实胜冰远甚。

邻村龙潭庄张叟，年过七旬，于孟夏得温病，四五日间烦热燥渴，遣人于八十里外致冰一担，日夜放量食之，而烦渴如故。其脉洪滑而长，重按有力，舌苔白厚，中心微黄。

投以白虎加人参汤，方中生石膏重用四两，煎汤一大碗，分数次温饮下，连进二剂，烦热燥渴痊愈。

又沈阳县尹朱霭亭夫人，年过五旬，于戊午季秋得温病甚剧。先延东医治疗，所服不知何药，外用冰囊以解其热。数日热益盛，精神昏昏似睡，大声呼之亦无知觉，其脉洪实搏指。

俾将冰囊撤去，用生石膏细末四两，粳米八钱，煎取清汁四茶杯，约历十句钟，将药服尽，豁然顿醒。霭亭喜甚，命其公子良佐，从愚学医。

又友人毛仙阁夫人，年近七旬，于正月中旬，伤寒无汗。

原是麻黄汤证，因误服桂枝汤，汗未得出，上焦陡觉烦热恶心，闻药气即呕吐，但饮石膏所煮清水及白开水亦呕吐。唯昼夜吞小冰块可以不吐，两日之间，吞冰若干，而烦热不减，其脉关前洪滑异常。

俾用鲜梨片，蘸生石膏细末嚼咽之，遂受药不吐，服尽二两而病愈。

石膏之性，又善清瘟疹之热。

奉天友人朱贡九之哲嗣文治，年五岁，于庚申立夏后，周身壮热，出疹甚稠密，脉象洪数，舌苔白厚，知其疹而兼瘟也。

欲用凉药清解之，因其素有心下作疼之病，出疹后贪食鲜果，前一日犹觉疼，又不敢投以重剂。

遂勉用生石膏、玄参各六钱，薄荷叶、蝉蜕各一钱，连翘二钱。

晚间服药，至翌日午后视之，气息甚粗，鼻翅煽动，咽喉作疼，且自鼻中出血少许，大有烦躁不安之象。

愚不得已，重用生石膏三两，玄参、麦冬（带心）各六钱，仍少佐以薄荷、连翘诸药，俾煎汤三茶盅，分三次温饮下。

至翌日视之，则诸证皆轻减矣。然余热犹炽，其大便虽行一次，仍系燥粪，其心中犹发热，脉仍有力。

遂于清解药中，仍加生石膏一两，连服二剂，壮热始退，继用凉润清毒之药，调之痊愈。

石膏之性，又善清咽喉之热。

沧州友人董寿山，年三十余，初次感冒发颐，数日颌下颈项皆肿，延至膺胸，复渐肿而下。其牙关紧闭，惟自齿缝可进稀汤，而咽喉肿疼，又艰于下咽。

延医调治，服清火解毒之药数剂，肿热转增。时当中秋节后，淋雨不止，因病势危急，冒雨驱车三十里迎愚诊治。

见其颌下连项，壅肿异常，状类时毒（疮家有时毒证），抚之硬而且热，色甚红，纯是一团火毒之气，下肿已至心口，自牙缝中进水半口，必以手掩口，十分努力方能下咽。且痰涎壅滞胸中，上至咽喉，并无容水之处，进水少许，必换出痰涎一口。且觉有气自下上冲，时作呃逆，连连不止，诊其脉洪滑而长，重按有力，兼有数象。

愚曰："此病俗所称虾蟆瘟也，毒热炽盛，盘踞阳明之府，若火之燎原，必重用生石膏清之，乃可缓其毒热之势。"

从前医者在座，谓"曾用生石膏一两，毫无功效"。愚曰："石膏乃微寒之药，《本经》原有明文，如此热毒，仅用两许，何能见效。"

遂用生石膏四两，金线重楼（此药须色黄、味甘、无辣味者方可用，无此则不用亦可）、清半夏各三钱，连翘、蝉蜕各一钱（为咽喉肿甚，表散之药，不敢多用），煎服后，觉药停胸间不下，其热与肿似有益增之势。

知其证兼结胸，火热无下行之路，故益上冲也。幸药房即在本村，复急取生石膏四两，生赭石三两，又煎汤徐徐温饮下，仍觉停于胸间。

又急取生赭石三两，蒌仁二两，芒硝八钱，又煎汤饮下，胸间仍不开通。此时咽喉益肿，再饮水亦不能下，病家惶恐无措。

愚晓之曰："我所以亟亟连次用药者，正为此病肿势浸增，恐稍迟缓，则药不能进，今其胸中既贮如许多药，断无不下行之理，药下行则结开便通，毒火随之下降，而上焦之肿热必消矣。"

时当晚十句钟，至夜半药力下行，黎明下燥粪数枚，上焦肿热觉轻，水浆可进。晨饭时，牙关亦微开，服茶汤一碗。午后，肿热又渐增。抚其胸，热犹烙手，脉仍洪实。

意其燥结必未尽下，遂投以大黄六钱，芒硝五钱，又下燥粪兼有溏粪，病遂大愈。而肿处之硬者，仍不甚消，胸间抚之犹热，脉象亦仍有余热。

又用生石膏三两，金银花、连翘各数钱，煎汤一大碗，分数次温饮下，日服一剂，三日痊愈。按：此证二次即当用芒硝、大黄。

石膏之性，又善清头面之热。

愚在德州时，一军士年二十余，得瘟疫，三四日间，头面悉肿，其肿处皮肤内含黄水，破后且溃烂，身上间有斑点。闻人言此证名大头瘟，其溃烂之状，又似瓜瓤瘟，最不易治。惧甚，求为诊视。

其脉洪滑而长，舌苔白而微黄，问其心中，惟觉烦热，嗜食凉物。

遂晓之曰："此证不难治，头面之肿烂，周身之斑点，无非热毒入胃，而随胃气外现之象，能放胆服生石膏可保痊愈。"遂投以拙拟青盂汤（方载三期七卷，系荷叶一个用周遭边，生石膏一两，羚羊角二钱，知母六钱，蝉蜕、僵蚕、金线重楼、粉甘草各钱半），方中石膏改用三两，知母改用八钱，煎汁一大碗，分数次温饮下，一剂病愈强半。

翌日于方中减去荷叶、蝉蜕，又服一剂痊愈。

外感痰喘，宜投以《金匮》小青龙加石膏汤。若其外感之热，已入阳明之府，而小青龙中之麻、桂、姜、辛诸药，实不宜用。

曾治奉天同善堂中孤儿院刘小四，年八岁。孟秋患温病，医治十余日，病益加剧。表里大热，喘息迫促，脉象洪数，重按有力，知犹可治。问其大便，两日未行。

投以大剂白虎汤，重用生石膏二两半，用生山药一两以代方中粳米。且为其喘息迫促，肺中伏邪，又加薄荷叶一钱半以清之。

俾煎汤两茶盅，作两次温饮下，一剂病愈强半，又服一剂痊愈。

又邑北境于常庄于某，年四十余，为风寒所束，不得汗，胸中烦热，又兼喘促，医者治以苏子降气汤，兼散风清火之品，数剂，病益进。

诊其脉，洪滑而浮，投以拙拟寒解汤（方载三期五卷，系生石膏一两，知母八钱，连翘、蝉蜕各钱半），须臾，上半身即出汗，又须臾，觉药力下行，其下焦及腿亦皆出汗，病若失。

用生石膏以退外感之实热，诚为有一无二之良药。乃有时但重用石膏不效，必仿白虎加人参汤之义，用人参以辅之，而其退热之力始大显者，兹详陈数案于下，以备参观。

伤寒定例，汗、吐、下后，用白虎汤者加人参，渴者用白虎汤亦加人参。而愚临证品验以来，知其人或年过五旬，或壮年在劳心劳力之余，或其人素有内伤，或禀赋羸弱，即不在汗、吐、下后与渴者，用白虎汤时，亦皆宜加人参。

曾治邑城西傅家庄傅寿朋，年二十，身体素弱，偶觉气分不舒。医者用三棱、延胡等药破之，自觉短气，遂停药不敢服。隔两日忽发喘逆，筋惕肉动，精神恍惚。脉数至六至，浮分摇摇，按之若无。肌肤甚热，上半身时出热汗。自言心为热迫，甚觉怔忡。其舌上微有白苔，中心似黄。

统观此病情状，虽陡发于一日，其受外感已非一日，盖其气分不舒时，即受外感之时，特其初不自觉耳。为其怔忡太甚，不暇取药，急用生鸡子黄四枚，温开水调和，再将其碗置开水盆中，候温服之，喘遂止，怔忡亦见愈。

继投以大剂白虎加人参汤，方中生石膏用三两，人参用六钱，更以生怀山药代方中粳米，煎汤一大碗，仍调入生鸡子黄三枚，徐徐温饮下，尽剂而愈。

又邑北六间房王姓童子，年十七，于孟夏得温病。八九日间呼吸迫促，频频咳吐，痰血相杂。其咳吐之时疼连胸肋，上焦微嫌发闷。诊其脉确有实热，而数至七至（凡用白虎汤者，见脉数至七至或六至有余者，皆宜加参），摇摇无根。

盖其资禀素弱，又兼读书劳心，其受外感又甚剧，故脉象若是之危险也。为其胸肋疼闷，兼吐血，拟用白虎加人参汤，以生山药代粳米，而人参不敢多用。方中之生石膏仍用三两，人参用三钱，又加竹茹、三七（捣细冲服）各二钱，煎汤一大碗，徐徐温饮下，一剂血即止，诸病亦见愈。又服一剂痊愈。

用三七者，不但治吐血，实又兼治胸胁之疼也。

寒温之证，最忌舌干，至舌苔薄而干，或干而且缩者，尤为险证。而究其原因，却非一致，有因真阴亏损者，有因气虚不上潮者，有因气虚更下陷者，皆可治以白虎加人参汤，更以生山药代方中粳米，无不效者。

盖人参之性，大能补气，元气旺而上升，自无下陷之虞。而与石膏同用，又大能治外感中之真阴亏损。况又有山药、知母以濡润之乎？

若脉象虚数者，又宜多用人参，再加玄参、生地滋阴之品，煎汤四五茶盅，徐徐温饮下。一次只饮一大口，防其寒凉下侵，致大便滑泻。又欲其药力息息上达，升元气以生津液。饮完一剂，再煎一剂，使药力昼夜相继，数日火退舌润，其病自愈。

曾治一邻村刘姓童子，年十三岁，于孟冬得伤寒证，七八日间，喘息鼻煽动，精神昏愦，时作谵语，所言皆劳力之事。其脉微细而数，按之无力。欲视其舌，干缩不能外伸。启齿视舌皮，若瘭点，作黑色，似苔非苔，频饮凉水，毫无濡润之意。

愚曰：此病必得之劳力之余，胸中大气下陷，故津液不能上潮，气陷不能托火外出，故脉道淤塞，不然何以脉象若是，恣饮凉水而不滑泻乎？

病家曰：先生之言诚然。从前延医服药分毫无效，不知尚可救否。曰：此证按寻常治法，一日只服药一剂，即对证亦不能见效，听吾用药勿阻，定可挽回。

遂用生石膏四两，党参、知母、生山药各一两，甘草二钱，煎汤一大碗，徐徐温饮下，一昼夜间连进二剂，其病遂愈。

仲景治伤寒脉结代者，用炙甘草汤，诚佳方也。愚治寒温，若其外感之热不盛，遇此等脉，即遵仲景之法。若其脉虽结代，而外感之热甚实者，宜用白虎加人参汤，若以山药代粳米，生地代知母更佳。有案详《人参解》中，可参观。

从来产后之证，最忌寒凉。而果系产后温病，心中燥热，舌苔黄厚，脉象洪实，寒凉亦在所不忌。然所用寒凉之药，须审慎斟酌，不可漫然相投也。

愚治产后温证之轻者，其热虽入阳明之府，而脉象不甚洪实，恒重用玄参一两，或至二两，辄能应手奏效。

若系剧者，必用白虎加人参汤方能退热。然用时须以生山药代粳米、玄参代知母，方为稳妥。处方编中

"白虎加人参以山药代粳米汤"下附有验案可参观。盖以石膏、玄参,《本经》皆明言其治产乳,至知母条下则未尝言之,不敢师心自用也。

【附案】

铁岭友人吴瑞五精医学,尤笃信拙著《医学衷中参西录》中诸方,用之辄能奏效。其侄文博亦知医。有戚家延之治产后病,临行瑞五嘱之曰:"果系产后温热、阳明胃府大实,非用白虎加人参汤不可,然用时须按《医学衷中参西录》中讲究,以生山药代粳米、玄参代知母,方为万全之策。审证确时,宜放胆用之,勿为群言所阻挠也。"

及至诊视,果系产后温病,且证脉皆大实,文博遵所嘱开方取药,而药房皆不肯与,谓产后断无用石膏之理,病家因此生疑。文博辞归,病家又延医治数日,病势垂危,复求为诊治。文博携药而往,如法服之,一剂而愈。

又沧州友人董寿山曾治一赵姓妇,产后八九日,忽得温病,因误汗致热渴喘促,舌苔干黄,循衣摸床,呼索凉水,病家不敢与。脉弦数有力,一息七至。

急投以白虎加人参汤,以山药代粳米。为系产后,更以玄参代知母。方中生石膏重用至四两,又加生地、白芍各数钱，煎汤一大碗，分四次温饮下，尽剂而愈。

当时有知医者在座，疑而问曰："产后忌用寒凉，何以能放胆如此，重用生石膏，且知母、玄参皆系寒凉之品，何以必用玄参易知母乎？"答曰："此理俱在《医学衷中参西录》中。"因于行箧中出书示之，知医者观书移时，始喟然叹服。

又铁岭门生杨鸿恩，曾治其本村张氏妇，得温病，继而流产。越四五日，其病大发。遍请医生，均谓温病流产，又兼邪热太甚，无方可治。

有人告以鸿恩自奉天新归，其夫遂延为诊治。见病人目不识人，神气恍惚，渴嗜饮水，大便滑泻，脉数近八至，且微细无力，舌苔边黄中黑，缩不能伸，其家人泣问："此病尚可愈否？"鸿恩答曰："按常法原在不治之例，然予受师传授，竭吾能力，或可挽回。"

为其燥热，又兼滑泻，先投以《医学衷中参西录》滋阴清燥汤（方见山药解），一剂泻止，热稍见愈。继投以大剂白虎加人参汤。为其舌缩，脉数，真阴大亏，又加枸杞、玄参、生地之类，煎汤一大碗，调入生鸡子黄三枚，分数次徐徐温饮下。精神清爽，舌能伸出，连服三剂痊愈。

众人皆曰"神医"。鸿恩曰："此皆遵予师之训也，若拘俗说，产后不敢用白虎汤，庸有幸乎？特用白虎汤，须依汗、吐、下后之例加人参耳。予师《医学衷中参西录》中论之详矣。"

在女子有因外感之热内迫，致下血不止者，亦可重用白虎加人参汤治之。

邻村泊北庄李氏妇，产后数日，恶露已尽，至七八日，忽又下血。延医服药，二十余日不止，其脉洪滑有力，心中热而且渴。

疑其夹杂外感，询之身不觉热，舌上无苔，色似微白，又疑其血热妄行，投以凉血兼止血之药，血不止而热渴亦如故。

因思此证实夹杂外感无疑，遂改用白虎加人参汤，方中生石膏重用三两，更以生山药代粳米，煎汤三盅，分三次温饮下，热渴遂愈，血亦见止，又改用凉血兼止血之药而愈。

痢证身热不休，服一切清火之药，而热仍不休者，方书多诿为不治。夫治果对证，其热焉有不休之理？此乃因痢证夹杂外感，其外感之热邪，随痢深陷，弥漫于下焦经络之间，永无出路，以致痢为热邪所助，日甚一日而永无愈期。夫病有兼证，即治之宜有兼方也，斯非重用生石膏更助以人参以清外感之热不可。

曾治邑诸生王荷轩，年六十七，于中秋得痢证，医治二十余日不效。后愚诊视，其痢赤白胶滞下行，时觉肠中热而且干，小便亦觉发热，腹中下坠，并迫其脊骨尽处亦下坠作疼，且眩晕，其脉洪长有力，舌有白苔甚厚。

愚曰："此外感之热，挟痢毒之热下迫，故现种种病状，非治痢兼治外感不可。"遂用生石膏二两，生杭芍八钱，生怀山药六钱，野党参五钱，甘草二钱，此即白虎加人参汤以芍药代知母、山药代粳米也（此方载三期三卷，名通变白虎加人参汤）。煎汤两茶盅，分二次温饮下，日进一剂，两日痊愈。

而脉象犹有余热，拟再用石膏清之，病家疑年高之人，石膏不可屡服。愚亦应聘他往，后二十余日其痢复作。延他医治疗，于治痢药中，杂以甘寒濡润之品，致外感余热永留不去，其痢虽愈，屡次反复。

延至明年季夏，反复甚剧，复延愚诊治，其脉象病证皆如前。因谓之曰："去岁若肯多服生石膏数两，何至有以后屡次反复，今不可再留邪矣。"仍投以原方，连服三剂病愈，而脉亦安和。

按：此证两次皆随手奏效者，诚以石膏得人参之助，能使深陷之热邪，徐徐上升外散，消解无余。加以芍药、甘草，以理下重腹疼，山药以滋阴固下，所以热消而痢亦愈也。

又此证因初次外感之热邪未清，后虽经屡次服凉药清解，其热仍固结莫解。迨蓄至期年之久，热邪勃然反复，必俟连次重用生石膏，始能消解无余。

因悟得凡无新受之外感，而其脉象确有实热，屡服凉药不效，即稍效而后仍反复者，皆预有外感邪热伏藏其中，均宜重用生石膏清之，或石膏与人参并用以清之也。不然，则外邪留滞，消铄真阴，经年累月而浸成虚劳者多矣。

志在活人者，何不防之于预，而有采于刍荛之言也。

又表兄张申甫之妻高氏，年五十余，素多疾病。于季夏晨起偶下白痢，至暮十余次。秉烛后，忽然浑身大热，不省人事，循衣摸床，呼之不应。其脉洪而无力，肌肤之热烙手。

知其系气分热痢，又兼受暑，多病之身不能支持，故精神昏愦如是也。

急用生石膏三两，野党参四钱，煎汤一大碗，徐徐温饮下。至夜半尽剂而醒，痢亦遂愈。诘朝煎渣再服，其病脱然。

上所载痢证医案二则，皆兼外感之热者也，故皆重用生石膏治之，非概以其方治痢证也。拙著《医学衷中参西录》中，治痢共有七方，皆随证变通用之，确有把握，前案所用之方，乃七方之一也。愚用此方治人多矣，脉证的确，用之自无差忒也。

尝观丁仲佑所译东人《赤痢新论》，有医案二则，一为宫野某女，一为田中某女，皆痢而兼瘟。身发剧热，心机亢进，脉搏百一十至，神昏谵语。若投以拙拟重用生石膏之方皆可随手奏效，乃东人不知治瘟但知治痢，致二证皆至不起。夫著《赤痢新论》者，为志贺洁，系东人，著名医学博士，能于痢证中考验出阿米巴赤痢，谓起于热带而渐及于温带、寒带。其痢毒为动物之菌，寄居人腹。为其为慢性之痢，且为动物之菌，故其治法与寻常赤痢不同（治法详三期三卷）。其研究痢证可谓精矣，而竟于痢而兼瘟之证研究未到，诚以东人崇尚西法，不善治瘟且不知用石膏，故于痢证兼瘟者犹一间未达也。

疟疾虽在少阳，而阳明兼有实热者，亦宜重用生石膏。

曾治邻村李酿泉，年四十许，疟疾间日一发，热时若燔，即不发之日亦觉表里俱热。舌燥口干，脉象弦长，重按甚实。

此少阳邪盛，阳明热盛，疟而兼温之脉也。

投以大剂白虎汤加柴胡三钱,服后顿觉清爽。翌晨疟即未发,又煎服前剂之半,加生姜三钱,温疟从此皆愈。

至脉象虽不至甚实,而按之有力,常觉发热懒食者,愚皆于治疟剂中,加生石膏两许以清之,亦莫不随手奏效也。

且重用石膏治疟,亦非自愚方也。袁简斋曰:"丙子九月,余患疟,饮吕医药,至日晷忽呕吐,头眩不止。家慈抱余起坐,觉血气自胸愤起,性命在呼吸间。忽有征友赵藜村来访,家人以疾辞。曰:'我解医。'乃延入诊脉看方,笑曰:'容易。'命速买石膏,加他药投之。余甫饮一勺,如以千钧之石,将肠胃压下,血气全消。未半盂,沉沉睡去,头上微汗,朦胧中闻先慈西嗒曰:'岂非仙丹乎?'睡须臾醒,君犹在座。问:'思西瓜否?'曰:'想甚。'即买西瓜。曰:'凭君尽量,我去矣。'食片许,如醍醐灌顶,头目为清,晚食粥。次日来曰:'君所患者阳明经疟,吕医误为太阳经,以升麻、羌活二味升提之,将君气血逆流而上,惟白虎汤可治,然亦危矣。'详观此案,石膏用之得当,直胜金丹,诚能挽回人命于顷刻也。

石膏之性，又善治脑漏。方书治脑漏之证，恒用辛夷、苍耳。然此证病因，有因脑为风袭者，又因肝移热于脑者。若因脑为风袭而得，其初得之时，或可用此辛温之品散之。若久而化热，此辛温之药即不宜用；至为肝移热于脑，则辛温之药尤所必戒也。

近治奉天大西关溥源酱房郭玉堂，得此证半载不愈。鼻中时流浊涕，其气腥臭，心热神昏，恒觉眩晕。其脉左右皆弦而有力，其大便恒干燥。

知其肝移热于脑，其胃亦移热于脑矣。恐其病因原系风袭，先与西药阿斯必林瓦许以发其汗，头目即觉清爽。

继为疏方，用生石膏两半，龙胆草、生杭芍、玄参、知母、花粉各四钱，连翘、金银花、甘草各二钱，薄荷叶一钱。连服十剂，石膏皆用两半，他药则少有加减，其病遂脱然痊愈。

又治奉天测量局护兵某，得此证七八日，其脉浮而有力。

知其因风束生热也。亦先用阿斯必林瓦许汗之。汗后，其鼻中浊涕即减，亦投以前方，连服三剂痊愈。

《本经》谓石膏能治腹痛，诚有效验。

曾治奉天清丈局司书刘锡五腹疼，三年不愈。其脉洪长有力，右部尤甚，舌心红而无皮，时觉头疼眩晕，大便干燥，小便黄涩。

此乃伏气化热，阻塞奇经之经络，故作疼也。

为疏方：生石膏两半，知母、花粉、玄参、生杭芍、川楝子各五钱，乳香、没药各四钱，甘草二钱，一剂疼愈强半。即原方略为加减，又服数剂疼愈。

又，愚弱冠后出游津门，至腊底还里，有本村刘氏少年，因腹疼卧病月余，昼夜号呼，势极危险。延医数人，皆束手无策。

闻愚归，求为诊视。其脉洪长有力，盖从前之疼犹不至如斯，为屡次为热药所误，故疼益加剧耳。

亦投以前方，惟生石膏重用二两，一剂病大轻减。后又加鲜茅根数钱，连服两剂疼愈。

盖此等证，大抵皆由外感伏邪窜入奇经，久而生热。其热无由宣散，遂郁而作疼。医者为其腹疼，不敢投以凉药，甚或以热治热，是以益治益剧。

然证之凉热脉自有分，即病人细心体验，亦必自觉。临证者尽心询问考究，自能得其实际也。

石膏之性，又最宜与西药阿斯必林并用。盖石膏清热之力虽大，而发表之力稍轻。阿斯必林之原质，存于杨柳树皮津液中，味酸性凉，最善达表，使内郁之热由表解散，与石膏相助为理，实有相得益彰之妙也。

如外感之热，已入阳明胃腑，其人头疼，舌苔犹白者，是仍带表证。愚恒用阿斯必林一瓦（合中量二分六厘四毫），白蔗糖化水送服以汗之。迨其汗出遍体之时，复用生石膏两许，煎汤乘热饮之（宜当汗正出时饮之），在表之热解，在里之热亦随汗而解矣。

若其头已不疼，舌苔微黄，似无表证矣，而脉象犹浮，虽洪滑而按之不实者，仍可用阿斯必林汗之。然宜先用生石膏七八钱，或两许，煮汤服之，俾热势少衰，然后投以阿斯必林，则汗既易出，汗后病亦易解也。

若其热未随汗全解，仍可徐饮以生石膏汤，清其余热。

不但此也，若斑疹之毒，郁而未发，其人表里俱热，大便不滑泻者，可用生石膏五六钱，煎汤冲服阿斯必林半瓦许，俾服后，微似有汗，内毒透彻，斑疹可全然托出。

若出后壮热不退，胃腑燥实，大便燥结者，又可多用生石膏至二三两许，煎汤一大碗（约有三四茶杯），冲阿斯必林一瓦，或一瓦强，一次温饮数羹匙。初饮略促其期，迨热见退，或大便通下，尤宜徐徐少饮，以壮热全消，仍不至滑泻为度。如此斟酌适宜，斑疹无难愈之证矣。

石膏与阿斯必林，或前后互用，或一时并用，通变化裁，存乎其人，果能息息与病机相赴，功效岂有穷哉。

西人、东人，治热性关节肿疼，皆习用阿斯必林。用阿斯必林治关节肿疼之挟有外感实热者，又必与石膏并用，方能立见奇效。

奉天陆军参谋长赵海珊之侄，年六岁。脑后生疮，漫肿作疼，继而头面皆肿，若赤游丹毒。继而作抽掣，日甚一日。复至周身僵直，目不能合，亦不能瞬，气息若断若续，吟呻全无。

其家人以为无药可治，待时而已。阅两昼夜，形状如故，试灌以勺水，似犹知下咽。因转念或犹可治，而彼处医者，咸皆从前延请而屡次服药无效者也。其祖父素信愚，因其向患下部及两腿皆肿，曾为治愈。其父受瘟病甚险，亦异至院中治愈。遂亦异之来院（相距十里许），求为诊治。

其脉洪数而实，肌肤发热。知其夹杂瘟病，阳明腑证已实，势虽垂危，犹可挽回。

遂用生石膏细末四两，以蒸汽水煎汤两茶杯，徐徐温灌之。周十二时剂尽，脉见和缓，微能作声。

又用阿斯必林瓦半，仍以蒸汽水所煎石膏汤，分五次送下，限一日夜服完。服至末二次，皆周身微见汗，其精神稍明了，肢体能微动。从先七八日不食，且不大便，至此可少进茶汤，大便亦通下矣。

继用生山药细末煮作稀粥，调以白蔗糖，送服阿斯必林三分瓦之一，日两次，若见有热，即间饮汽水所煮石膏汤。

又以蜜调黄连末，少加薄荷冰，敷其头面肿处，生肌散敷其疮口破处。

如此调养数日，病势减退，可以能言。其左边手足仍不能动，试略为屈伸，则疼不能忍。细验之，关节处皆微肿，按之觉疼。

知其关节之间，因外感之热而生炎也。遂又用鲜茅根煎浓汤（无鲜茅根可代以鲜芦根），调以白蔗糖，送服阿斯必林半瓦，日两次。俾服药后周身微似有汗，亦间有不出汗之时，令其关节中之炎热，徐徐随发表之药透出。

又佐以健补脾胃之药，俾其多进饮食。如此旬余，左手足皆能运动，关节能屈伸，以后饮食复常，停药勿服，静养半月，行动如常矣。

此证共用生石膏三斤，阿斯必林三十瓦，始能完全治愈。愚用阿斯必林治热性关节肿疼者多矣，为此证最险，故详记之。

丁仲佑《西药实验谈》载，东人用阿斯必林治愈关节急性偻麻质斯（即热性关节肿疼）之案甚伙，而其证之险，皆远逊于此证。若遇此证，不能重用生石膏，尚有何药能与阿斯必林并用，以挽回此极险之证乎？彼欲废弃中药者，尚其详观此案也。

上所录诸案，其为证不同，然皆兼有外感热实者也。乃有其人纯系内伤，脏腑失和，而前哲具有特识，亦有重用石膏者。

徐灵胎曰："嘉兴朱宗臣，以阳盛阴亏之体，又兼痰凝气逆。医者以温补治之，胸膈痞塞，而阳道痿。群医谓脾肾两亏，将恐无治，就余于山中。余视其体，丰而气旺，阳升而阴不降，诸窍皆闭。笑谓之曰：'此为肝肾双实证，先用清润之药，加石膏以降其逆气，后以消痰开胃之药涤其中宫，更以滋肾强阴之药镇其元气，阳事即通。'五月后，妾即怀孕，得一女，又一年复得一男。"

近治奉天南市场俊记建筑公司经理王海山，其证亦与前案朱宗臣之病相似。愚师徐氏之意，亦先重用生石膏以清其痰火，共服药十余剂痊愈。海山年四十余，为无子，纳宠数年，犹未生育，今既病愈，想亦育麟不远矣。

吴鞠通曰："何叟年六十二岁，手足拘挛。误服桂、附、人参、熟地等补阳，以致面赤，脉洪数，小便闭，身重不能转侧，手不能上至鬓，足蜷曲，丝毫不能转侧移动。细询病情，因纵饮食肉而然。所谓'湿热不攘，大筋软短，小筋弛长，软短为拘，弛长为痿者也。与极苦通小肠、淡渗利膀胱之方，用生石膏八两，飞滑石一两，茯苓皮六钱，桑枝、防己各五钱，晚蚕砂、龙胆草各四钱，穿山甲、胡黄连、洋芦荟、杏仁、地龙各三钱，白通草二钱，煮三碗，分三次服，日尽一剂。至七日后，小便红黑而浊。半月后手渐动，足渐伸。一月后下床，扶桌椅能行。四十日后走至檐前，不能下阶。又半月始下阶。三月后能行四十步，后因痰饮，用理脾肺之药收功。"

杨华轩（南皮人，清同治时太医院医官）曰："同邑某氏室女，周身拘挛，四肢不能少伸，年余未起床矣。诊其脉，阳明热甚，每剂药中必重用生石膏以清阳明之热，共用生石膏四斤，其病竟愈。"

观此二案，石膏治外感兼治内伤，功用何其弘哉。穷极石膏之功用，恒有令人获意外之效者。

曾治奉天大西关马姓叟，年近六旬，患痔疮，三十余年不愈。后因伤寒证，热入阳明之府，投以大剂白虎汤数剂，其病遂愈，痔疮竟由此除根。

又治奉天商埠局旁吕姓幼童。年五六岁，每年患眼疾六七次，皆治于东人医院。东人谓此关于禀赋，不能除根。后患瘟疹，毒热甚浓，投以托毒清火之品。每剂中用生石膏两半，病愈后，其眼疾亦从此不再反复。

又友人张少白，曾治京都阎姓叟。年近七旬，素有劳疾，发则喘而且嗽。于冬日感冒风寒，上焦烦热，劳疾大作，痰涎胶滞，喘促异常。其脉关前洪滑，按之有力。

少白治以生石膏二两以清时气之热，因其劳疾，加沉香五钱，以引气归肾。且以痰涎太盛，石膏能润痰之燥，不能行痰之滞，故又借其辛温之性，以为石膏之反佐也。

一日连服二剂，于第二剂加清竹沥二钱，病若失。劳疾亦从此除根永不反复。

夫劳疾至年近七旬，本属不治之证，而事出无心，竟以重用石膏治愈之，石膏之功用，何其神哉。

愚因闻此案，心有会悟，拟得治肺劳黄芪膏方（载处方编中），其中亦用生石膏，服者颇有功效。

寒温阳明府病，原宜治以白虎汤。医者畏不敢用，恒以甘寒之药清之，遇病之轻者，亦可治愈，而恒至稽留余热（甘寒药滞泥，故能闭塞外感热邪），变生他证。迨至病久不愈，其脉之有力者，仍可用白虎汤治之，其脉之有力而不甚实者，叮用白虎加人参汤治之。

曾治奉天中街内宾升靴铺中学徒，年十四五，得劳热喘嗽证。初原甚轻，医治数月，病势浸增，医者诿谓不治。遂来院求为诊视，其人羸弱已甚，而脉象有力，数近六至，疑其有外感伏热，询之果数月之前，曾患瘟病，经医治愈。乃知其决系外感留邪，问其心中时觉发热，大便干燥，小便黄涩，遂投以白虎加人参汤，去粳米加生怀山药一两，连服数剂，病若失。见者讶为奇异，不知此乃治其外感，非治其内伤，而能若是之速效也。

《内经》谓"冬伤于寒，春必病温"，是言伏气为病也。乃有伏气伏于膈膜之下（《内经》所谓横连膜原也），逼近胃口，久而化热，不外发为温病，转上透膈膜，熏蒸肺脏，致成肿病者。若其脉有力，亦宜重用生石膏治之。

曾治奉天小南关赵某，年四十许。始则发热懒食，继则咳嗽吐痰腥臭，医治三月，浸至不能起床。脉象滑实，右脉尤甚（伏邪之热，亦如寒温之脉，多右盛于左），舌有黄苔，大便数日一行。

知系伏气为病，投以大剂白虎汤，以生山药代粳米，又加利痰解毒之品，三剂后病愈强半。又即其方加减，服至十余剂痊愈。

又有伏气下陷于奇经诸脉中，久而化热，其热亦不能外发为温，有时随奇经之脉上升者；在女子又有热入血室而子宫溃烂者，爰录两案于下以证之。

安东尉之凤，年二十余。时觉有热，起自下焦，上冲脑部。其脑部为热冲激，头巅有似肿胀，时作眩晕，心中亦时发热，大便干燥，小便黄涩。经医调治，年余无效。求其处医士李亦泉寄函来问治法，其开来病案如此。且其脉象洪实，饮食照常，身体亦不软弱。

知其伏有外感热邪，因其身体不弱，俾日用生石膏细末四两，煮水当茶饮之，若觉凉时即停服。

后二十余日，其人忽来奉，言遵示服石膏六七斤，上冲之热见轻，而大便微溏，因停药不服。诊其脉仍然有力，问其心中仍然发热，大便自停药后即不溏矣。

为开白虎加人参汤，方中生石膏重用三两，以生怀山药代粳米，连服六七剂，上冲之热大减，因出院还家。嘱其至家，按原方服五六剂，病当除根矣。

南皮张文襄公第十公子温卿夫人，年三十余。十年前，恒觉少腹切疼。英女医谓系子宫炎证，用药数次无效。继乃谓此病如欲除根，须用手术剖割，将生炎之处其腐烂者去净，然后敷药能愈。病人惧而辞之。后至奉，又延东女医治疗，用坐药兼内服药，数年稍愈，至壬戌夏令，病浸增剧，时时疼痛，间下脓血。

癸亥正初，延愚诊治。其脉弦而有力，尺脉尤甚。自言疼处觉热，以凉手熨之稍愈。上焦亦时觉烦躁。

恍悟此证，当系曾受外感热入血室。医者不知，治以小柴胡汤加石膏，外感虽解，而血室之热未清。或伏气下陷，入于血室，阻塞气化，久而生热，以致子宫生炎，浸至溃烂，脓血下注。

为疏方：用金银花、乳香、没药、甘草以解其毒，天花粉、知母、玄参以清其热，复本小柴胡汤之义，少加柴胡提其下陷之热上出，诸药煎汤，送服三七细末二钱，以化腐生新。连服三剂病似稍轻，其热仍不少退。

因思此证，原系外感稽留之热，非石膏不能解也。遂于原方中加生石膏一两，后渐加至二两，连服数剂，热退强半，疼亦大减。遂去石膏，服数剂渐将凉药减少，复少加健胃之品，共服药三十剂痊愈。

后在天津治冯氏妇此证，亦用此方。中有柴胡，即觉脓血不下行，后减去柴胡，为之治愈。

愚临证四十余年，重用生石膏治愈之证当以数千计。有治一证用数斤者，有一证而用至十余斤者，其人病愈之后，饮食有加，毫无寒胃之弊。

又曾见有用煅石膏数钱，其脉即数动一止，浸至言语迟涩，肢体痿废者；有服煅石膏数钱，其胸胁即觉郁疼，服通气活血之药始愈者。至于伤寒瘟疫、痰火充盛，服煅石膏后而不可救药者尤不胜纪。世之喜用煅石膏者，尚其阅仆言而有所警戒哉。

或问： 石膏一物也，其于煅与不煅何以若是悬殊？

答曰： 石膏原质为硫氧氢钙化合，为其含有硫氧氢，所以有发散之力，煅之则硫氧氢之气飞腾，所余者惟钙。夫钙之性本敛而且涩，煅之则敛涩之力益甚，所以辛散者变为收敛也。

或问： 丁仲祐译西人医书，谓石膏不堪入药，今言石膏之效验如此，岂西人之说不足凭软？

答曰： 石膏之原质为硫氧氢钙化合。西人工作之时，恒以硫氧钙为工作之料。迨工作之余即得若干石膏，而用之治病无效，以其较天产石膏，犹缺一原质，而不成其为石膏也。后用天产石膏，乃知其效验非常，遂将石膏及从前未信之中药两味，共列于石灰（即钙）基中，是故碳氧石灰牡蛎也，磷氧石灰鹿角霜也，硫氧氢石灰石膏也。其向所鄙弃者，今皆审定其原质而列为要药，西人可为善补过矣。何吾中华医界犹多信西人未定之旧说，而不知石膏为救颠扶危之大药乎？

《本经》谓石膏治金疮，是外用以止其血也。愚尝用煅石膏细末，敷金疮出血者甚效。盖多年壁上石灰，善止金疮出血，石膏经煅与石灰相近，益见煅石膏之不可内服也。

人参解

人参之种类不一，古所用之人参，方书皆谓出于上党，即今之党参是也。考《本经》载，人参味甘，未尝言苦，今党参味甘，辽人参则甘而微苦，古之人参其为今之党参无疑也。

特是党参之性，虽不如辽人参之热，而其性实温而不凉，乃因《本经》谓其微寒，后世之笃信《本经》者，亦多以人参之性果然微寒，即释古方之用人参者，亦本微寒之意以为诠解，其用意可谓尊经矣。——然古之笃信《本经》而尊奉之者，莫如陶弘景。观其所著《名医别录》，以补《本经》所未备，谓人参能疗肠胃中冷，已不遵《本经》以人参为微寒可知。

因此，疑年湮代远，古经字句或有差讹，吾人生今之世，当实事求是，与古为新。

今试即党参实验之，若与玄参等分并用，可使药性无凉热，即此可以测其热力矣（此即台党参而言，若潞党参其热稍差）。

然辽东亦有此参，与辽人参之种类迥别，为其形状性味与党参无异，故药行名之为东党参，其功效亦与党参同。

至于辽人参，其补力热力皆倍于党参，而其性大约与党参相似，东人谓过服之可使脑有充血之病，其性补而上升可知。

至化学家实验参之成分，谓中有灰色糖质，其能补益之力在此，不知所谓灰色糖质者，乃人参之所以能滋阴补血也。至人参补气之力，实倍于补血，特其补气之良能无原质可验，东人遂不信其有补气之力。即其卓卓名医猪子氏，竟谓人参征诸病床上之实验，若在病危急时毫无作用，惟数日或数周间接续服之始觉营养稍佳。夫人参为救危扶颠之大药，原能于呼吸之间挽回人命，猪子氏犹昧而不知甚矣，医学之难也。

方书谓人参不但补气，若以补血药辅之亦善补血。愚则谓，若辅以凉润之药即能气血双补，盖平其热性不使耗阴，气盛自能生血也。至《本经》谓其主补五脏，安精神，定魂魄，止惊悸，除邪气，明目，开心，益智，无非因气血充足，脏腑官骸各得其养，自有种种诸效也。

当时之习尚虽皆珍重辽人参，然其品类不齐。野山自生者性近和平，而价值甚昂，原非常用之品。至种植之秧参，其性燥热，又不可轻用，以愚临证习用党参，辅佐得宜，自能挽回险证也。

凡药之性热而干燥者，恒生于热地，桂、附之生于川广者是也。物之性热而濡润者，恒生于寒地，人参之生于辽东山阴者是也。盖其本性既热，若复生于热地，即不能保其濡润之津液也。

且既名为人参，必能参赞人身之气化而后名实相符，人身之气化，固阴阳俱备者也。彼因人参生于阴寒之地，而谓其偏于补阴者，于此义盖未之审也。

附：人参形状考

人参无论野山、移山、种秧，其色鲜时皆白，晒干则红，浸以白冰糖水，晒干则微红，若浸之数次，虽晒干亦白矣。野山之参，其芦头（生苗之处，亦名露土）长而细，极长者可至二寸，细着韭葶，且多龃龉，有芦头短者则稍粗，至秧参之芦头，长不过七八分，其粗则过于箸矣。

人参之鲜者，皆有粗皮，制时用线七八条作一缕为弓弦，用此弦如拉锯状，来回将其粗皮磨去，其皮色始光润，至皮上之横纹以细密而深者为佳。野山之参一寸有二十余纹，秧参则一寸不过十余纹，且其纹形破裂，有似刀划，野山参之纹则分毫无破裂。然无论野参、秧参，其纹皆系生成，非人力所能为也。

人参之须以坚硬者为贵，盖野参生于坚硬土中，且多历岁月，其须自然坚硬；若秧参则人工种植，土松年浅，故其须甚软也。

至于野参之性温和、秧参之性燥热，人所共知，究其所以然之故，非仅在历年之浅深也。因种秧参者多撒砒石末于畦中，以防虫蚁之损伤，参得砒石之气故甚燥热，是以愚于治寒温方中当用参者，从不敢投以秧参，恒以野党参代之，亦能立起沉疴。至于西洋参，多系用秧参伪制，此愚在奉目睹，用者亦当审慎也。

山西党参，种植者多，野生者甚少。凡野生者其横纹亦如辽人参，种植者则无横纹，或芦头下有横纹仅数道，且种者皮润肉肥，野者皮粗肉松，横断之中心有纹作菊花形。其芦头以粗大者为贵，名曰狮头党参，为其历年久远，屡次自芦头发生，故作此形。其参生于五台山者名台党参，色白而微黄；生于潞州太行紫团山者名潞党参，亦名紫团参，色微赤而细。以二参较之，台党参力稍大，潞党参则性平不热，以治气虚有热者甚宜。然潞党参野生者甚少，多系人种植者，至辽东所出之党参（为其形若党参，故俗名东党参），状若台党参，皆系野生，其功用与山西之野台党参相近。

【附案】

邑中泊庄高某，年四十许，于季春得温病。屡经医者调治，大热已退，精神益惫，医者诿为不治。病家亦以为气息奄奄，待时而已。乃迟旬日，而病状如故，始转念或可挽回。

迎愚诊视，其两目清白无火，竟昏瞆不省人事，舌干如磋，却无舌苔，问之亦不能言，抚其周身皆凉，其五六呼吸之顷，必长出气一口，其脉左右皆微弱，至数稍迟。

知其胸中大气因服开破降下药太过而下陷也。盖大气不达于脑中则神昏；大气不潮于舌本则舌干；神昏舌干，故问之不能言也；其周身皆凉者，大气陷后不能宣布营卫也；其五六呼吸之顷必长出气者，大气陷后胸中必觉短气，故太息以舒其气也。

遂用野台参一两，柴胡二钱，煎汤灌之，一剂见轻，两剂痊愈。

外甥王竹孙，年二十时，卧病数月不愈，精神昏瞆，肢体酸懒，微似短气，屡次延医服药，莫审病因，用药亦无效验。

一日忽然不能喘息，张口呼气外出而气不上达，其气蓄极下迫，肛门突出，约二十呼吸之顷，气息方通，一昼夜间如是者八九次。诊其脉关前微弱不起。

知其胸中大气下陷，不能司肺脏呼吸之枢机也。

遂投以人参一两，柴胡三钱，知母二钱，一剂而呼吸顺，又将柴胡改用二钱，知母改用四钱，再服数剂，宿病亦愈。

按：拙著《医学衷中参西录》治大气下陷多重用生黄芪，取其补气兼能升气也。而此案与前案皆重用参者，因一当外感之余，津液铄耗，人参兼能滋津液；一当久病之余，元气亏损，人参兼能固元气也。

沈阳县署科长某，患梅毒，在东人医院治疗二十余日，头面肿大，下体溃烂，周身壮热，谵语，不省人事，东人谓毒已走丹不可治。其友人警务处科员孙俊如，邀愚往东人院中为诊视。

疑其证夹杂温病，遂用生石膏细末半斤，煮水一大瓶，伪作葡萄酒携之至其院中，托言探友，盖不欲东人知为疗治也。

及入视病人，其头面肿而且红，诊其脉洪而实，知系夹杂温病无疑，嘱将石膏水徐徐温服。

翌日又往视，其头面红肿见退，脉之洪实亦减半，而较前加数，仍然昏聩谵语，分毫不省人事。

所饮石膏之水尚余一半，俾自购潞党参五钱，煎汤兑所余之石膏水饮之。翌日又往视之，则人事大清，脉亦和平。病人遂决意出彼院来院中调治，后十余日其梅毒亦愈。

此证用潞党参者，取其性平不热也。

县治西曾家庄丁叟，年过六旬，于孟冬得伤寒证。五六日间，延愚诊视，其脉洪滑，按之亦似有力，表里俱觉发热，间作呻吟，气息微喘。

投以白虎汤一剂，大热稍减。再诊其脉，或七八动一止，或十余动一止，两手皆然，重按无力。

遂于原方中加人参八钱，兼师炙甘草汤（亦名复脉汤）中重用干地黄之意，以生地代知母，煎汁两茶杯，分二次温饮下，脉即调匀，且较前有力，而热仍如故。

又将方中石膏加倍（原方是二两倍作四两），煎汤一大碗，俾徐徐温饮下，尽剂而愈。

本村崔姓童子，年十一岁。其家本业农，因麦秋忙甚，虽幼童亦作劳田间，力薄不堪重劳，遂得温病。手足扰动，不能安卧，谵语不休。所言者，皆劳力之事。昼夜目不能瞑。脉虽有力却非洪实。

拟投以白虎加人参汤。又虑小儿少阳之体，外邪方炽，不宜遽用人参，遂用生石膏两半、蝉蜕一钱。煎服后诸病如故，复来询方，且言其苦于服药，昨所服者呕吐将半。

愚曰："单用生石膏二两，煎取清汤徐徐温饮之，即可不吐。"乃如言服之，病仍不愈。再为诊视，脉微热退，谵语益甚，精神昏昏，不省人事。

急用野台参两半，生石膏二两，煎汁一大碗，分数次温饮下，身热脉起，目遂得瞑，手足稍安，仍作谵语。

又于原渣加生石膏、麦冬各一两，煎汤两盅，分两次温饮下，降大便一次，其色甚黑，病遂愈。

按：治此证及上证之时，愚习用白虎汤，犹未习用白虎加人参汤也。经此两证后，凡其人年过六旬，及劳心劳力之余，患寒温证，而宜用白虎汤者必加人参。且统观以上三案，未用参之先，皆病势垂危，甫加参于所服药中，即转危为安。用之得当，功效何其捷哉！

表兄王瑞亭年四十三岁，素吸鸦片，于仲冬得伤寒证。两三日间，烦躁无汗。原是大青龙汤证，因误服桂枝汤，烦躁益甚。迎愚诊视，其脉关前洪滑，而两尺无力。

遂投以大剂凉润之品，而少用透表和中之药佐之。因其尺脉不实，嘱其煎汤二茶杯，作十余次饮下，一次止温饮一大口，防其寒凉侵下焦也。

病家忽愚所嘱，竟顿饮之，遂致滑泻数次，多带冷沫，上焦益烦躁，鼻如烟熏，面如火灸，其关前脉大于从前一倍，数至七至。

知其已成戴阳之证。急用人参一两，煎汤兑童便半茶杯（须用食盐酱童子之便，取其味咸能制参），置药杯于凉水盆中，候冷顿饮之。又急用玄参、生地、知母各一两，煎汤一大碗备用。自服参后，屡诊其脉，过半点钟脉象渐渐收敛，至数似又加数，遂急将备用之药炖极热，徐徐饮下，一次饮药一口，阅两点钟尽剂，周身微汗而愈。

吐血过多者，古方恒治以独参汤，谓血脱者先益其气也。然吐血以后，多虚热上升，投以独参汤恐转助其虚热，致血证仍然反复。愚遇此等证，亦恒用人参而以镇坠凉润之药辅之。

曾治邻村曾氏叟，年六十四岁，素有劳疾。因劳嗽过甚，呕血数碗，其脉摇摇无根，或一动一止，或两三动一止，此气血亏极将脱之候也。诊脉时，见其所咳吐者痰血相杂，询其从前呕吐之时，先觉心中发热。

为疏方：用野台参三钱，生山药一两，生赭石细末八钱，知母六钱，生杭芍、牛蒡子各四钱，三七细末二钱（药汁送服，方载三期三卷，名保元寒降汤），煎服一剂而血止，又服数剂，脉亦调匀。

人参之性，虽长于补，而有时善通。

曾治邻村毛姓少年，伤寒已过旬日，阳明火实，大便燥结，原是承气汤证。然下不妨迟，愚对于此证，恒先用白虎汤清之，多有因服白虎汤大便得通而愈者。

于是投以大剂白虎汤，一日连进二剂，至晚九句钟，火似见退而精神恍惚，大便亦未通行。诊其脉变为弦象。

夫弦主火衰，亦主气虚，知其证清解已过，而其大便仍不通者，因其气分亏损，不能运行白虎汤凉润之力也。

遂单用人参五钱煎汤俾服之，须臾大便即通，病亦遂愈。

受业张方舆按：此段所谓人参善通，乃气足而大便自下也，非具有开破之力也。盖肺与大肠为表里，其化机斡运之气贯通，肺气不降者，大便多不通畅，而肺气虚弱不能斡旋运行，大便亦不通。此证热已清，而大便又不下者，气虚故也。故得人参之补气，而大便遂通。

按：凡服白虎汤后，大热已退，其大便犹未通者，愚恒用大黄细末一钱，或芒硝细末二钱，蜜水调服，大便即通。且通下即愈，断无降后不解之虞。——而此证不用硝黄通其大便，转用人参通其大便，此《内经》所谓"塞因塞用"也。审脉无误，投药即随手奏效，谁谓中法之以脉断病者不足凭乎？

又按：此证气分既虚，初次即宜用白虎加人参汤，因火盛之时，辨脉未真，遂致白虎与人参前后分用，幸而成功。因此，自咎脉学之疏，益叹古人制方之精矣。

人参之性，用之得宜，又善利小便。

曾治沧州刘姓媪，年过六旬，小便不利，周身皆肿。医者投以末药，下水数桶，周身肿尽消，言忌咸百日，盖方中重用甘遂也。数日肿复如故，一连服药三次皆然，此时小便滴沥全无，亦不敢再服前药。又延他医，皆以为服此等药愈后又反复者，断难再治，况其屡次服药而屡次反复者乎？

后延愚诊视，其脉数而无力，按之即无。

因谓病家曰："脉数者阴分虚也，无力者阳分虚也。水饮缘三焦下达，必藉气化流通，而后能渗入膀胱出为小便。——此脉阴阳俱虚，其气化必虚损，不能流通小便，所以滴沥全无也。欲治此证，非补助其气化而兼流通其气化不可。《易》有之'日往则月来，月往则日来，日月相推而明生焉；寒往则暑来，暑往则寒来，寒暑相推而岁成焉'，往者屈也，来者信（读作伸）也，屈信相感而利生焉；此天地之气化，即人身之气化也。"

爰本此义以立两方。一方以人参为主，辅以麦冬以济参之热，灵仙以行参之滞，少加地肤子为向导，名之曰宣阳汤，以象日象暑；一方以熟地为主，辅以龟板以助熟地之润，芍药以行熟地之泥，亦少加地肤子为向导，名之曰济阴汤，以象月象寒。二方轮流服之，以象日月寒暑往来屈伸之义。

俾先服济阴汤取其贞下起元也，服至三剂，小便见利。服宣阳汤亦三剂，小便大利。又接服济阴汤三剂，小便直如泉涌，肿遂尽消。

西洋参解

西洋参味甘微苦，性凉，能补助气分，兼能补益血分。

为其性凉而补，凡欲用人参而不受人参之温补者，皆可以此代之。

惟白虎加人参汤中之人参，仍宜用党参而不可代以西洋参，以其不若党参具有升发之力，能助石膏逐邪外出也。

且《本经》谓人参味甘，未尝言苦，适与党参之味相符，是以古之人参，即今之党参，若西洋参与高丽参，其味皆甘而兼苦，故用于古方不宜也。

西洋参产于法兰西国，外带粗皮则色黄，去粗皮则色白，无论或黄或白，以多有横纹者为真。愚用此参，皆用黄皮多横纹者，因伪造者能造白皮西洋参，不能造黄皮西洋参也。

黄芪解

黄芪性温，味微甘，能补气，兼能升气，善治胸中大气（即宗气，为肺叶门翕辟之原动力）下陷。

《本经》谓主大风者，以其与发表药同用，能祛外风；与养阴清热药同用，更能熄内风也。

谓主痈疽、久败疮者，以其补益之力能生肌肉，其溃脓自排出也。

表虚自汗者，可用之以固外表气虚。

小便不利而肿胀者，可用之以利小便。妇女气虚下陷而崩带者，可用之以固崩带。

为其补气之功最优，故推为补药之长，而名之曰芪也。

【附案】

沧州程家林董氏女，年二十余。胸胁满闷，心中怔忡，动则自汗，其脉沉迟微弱，右部尤甚。

为其脉迟，疑是心肺阳虚，询之不觉寒凉，知其为胸中大气下陷也。

其家适有预购黄芪一包，俾用一两煎汤服之。

其族兄捷亭在座，其人颇知医学，疑药不对证。愚曰:"勿多疑,倘有差错,余职其咎。"服后,果诸病皆愈。

捷亭疑而问曰:《本经》"黄芪原主大风,有透表之力,生用则透表之力益大,与自汗证不宜,其性升而能补,有膨涨之力,与满闷证不宜,今单用生黄芪两许,而两证皆愈,并心中怔忡亦愈,其义何居?"

答曰:"黄芪诚有透表之力,气虚不能逐邪外出者,用于发表药中,即能得汗,若其阳强阴虚者,误用之则大汗如雨不可遏抑。惟胸中大气下陷,致外卫之气无所统摄而自汗者,投以黄芪则其效如神。至于证兼满闷而亦用之者,确知其为大气下陷,呼吸不利而作闷,非气郁而作闷也。至于心与肺同悬胸中,皆大气之所包举,大气升则心有所依,故怔忡自止也。"

董生闻之,欣喜异常曰:"先生真我师也。"

继加桔梗二钱,知母三钱,又服两剂以善其后。

奉天大东关于氏女,年近三旬,出嫁而孀,依于娘门。其人善英文英语,英商之在奉者,延之教其眷属。因病还家,夜中忽不能言,并不能息。其同院住者王子岗系愚门生,急来院扣门求为挽救。

因向曾为诊脉,方知其气分甚弱,故此次直断为胸中大气下陷,不能司肺脏之呼吸,是以气息将停而言不能出也。

急为疏方，用生箭芪一两，当归四钱，升麻二钱，煎服，须臾即能言语。

翌晨，舁至院中，诊其脉沉迟微弱，其呼吸仍觉气短，遂用原方减升麻之半，又加山药、知母各三钱，柴胡、桔梗各钱半（此方去山药，即拙拟升陷汤，载处方编中四卷，专治大气下陷），连服数剂痊愈。

按：此证脉迟而仍用知母者，因大气下陷之脉，大抵皆迟，非因寒凉而迟也。用知母以济黄芪之热，则药性和平，始能久服无弊。

一妇人产后四五日，大汗淋漓，数日不止，形势危急，气息奄奄，其脉微弱欲无。

问其短气乎？心中怔忡且发热乎？病人不能言而颔之。

知其大气下陷，不能吸摄卫气，而产后阴分暴虚，又不能维系阳分，故其汗若斯之脱出也。

遂用生黄芪六钱，玄参一两，净萸肉、生杭芍各五钱，桔梗二钱。一剂汗减，至三剂诸病皆愈。从前五六日未大便，至此大便亦通下。

邑六间房庄王氏女，年二十余，心中寒凉，饮食减少，延医服药，年余无效，且益羸瘦。后愚诊视，其左脉微弱不起，断为肝虚证。

其父知医，疑而问曰："向延医诊治，皆言脾胃虚弱，相火衰损，故所用之方皆健脾养胃，补助相火，未曾有言及肝虚者，先生独言肝虚，但因左脉之微弱乎？抑别有所见而云然乎？"

答曰："肝脏之位置虽居于右，而其气化实先行于左，试问病人，其左半身必觉有不及右半身处，是其明征也。"

询之，果觉坐时左半身下坠，卧时不敢向左侧，其父方信愚言，求为疏方。

遂用生黄芪八钱，柴胡、芎劳各一钱，干姜三钱，煎汤饮下。须臾左侧即可安卧，又服数剂，诸病皆愈。惟素有带证尚未除，又于原方加牡蛎数钱，服数剂带证亦愈。

其父复疑而问曰："黄芪为补肺脾之药，今先生用以补肝，竟能随手奏效，其义何居？"

答曰："同声相应，同气相求，孔子之言也。肝属木而应春令，其气温而性喜条达，黄芪之性温而上升，以之补肝原有同气相求之妙用。愚自临证以来，凡遇肝气虚弱不能条达，用一切补肝之药皆不效，重用黄芪为主，而少佐以理气之品，服之覆杯即见效验，彼谓肝虚无补法者，原非见道之言也。"

《本经》谓黄芪主大风者，诚有其效。

奉天铁岭傅光德夫人，年二十余。夏日当窗寝而受风，觉半身麻木，其麻木之边，肌肉消瘦，浸至其边手足若不随用。诊其脉，左部如常，右部似有郁象，而其麻木之边适在右，知其经络为风所袭不能宣通也。

为疏方：用生黄芪一两，当归八钱，羌活、知母、乳香、没药各四钱，全蝎二钱，全蜈蚣三条，煎汤服一剂见轻，又服两剂痊愈。

《本经》谓黄芪主久败疮，亦有奇效。

奉天高等师范书记张纪三，年三十余。因受时气之毒，医者不善为之清解，转引毒下行，自脐下皆肿，继又溃烂，睾丸露出，少腹出孔五处，小便时五孔皆出尿。中西医者皆以为不可治，遂异之至院中求为治疗，惴惴惟恐不愈。

愚晓之曰："此证尚可为，非多服汤药，俾其自内长肉以排脓外出不可。"为疏方：生黄芪、花粉各一两，乳香、没药、银花、甘草各三钱，煎汤连服二十余剂。溃烂之处，皆生肌排脓外出，结疤而愈，始终亦未用外敷生肌之药。

又在德州时，有军官张宪宸夫人，患乳痈，肿疼甚剧，授以消肿、清火、解毒之品，两剂而愈。然犹微有疼时，怂恿其再服一两剂以消其芥蒂。以为已愈，不以为意，隔旬日又复肿疼，复求为治疗。

愚曰："此次服药，不能尽消，必须出脓少许，因其旧有芥蒂未除，至今已溃脓也。"后果服药不甚见效，遂入西人医院中治疗。旬日后其疮外破一口，医者用刀阔之，以期便于敷药。又旬日溃益甚，满乳又破七八个口，医者又欲尽阔之使通，病人惧不敢治，强出院还家，求治于愚。

见其各口中皆脓乳并流，外边实不能敷药，然内服汤药助其肌肉速生，自能排脓外出，许以十日可为治愈。遂用生黄芪、花粉各五钱，生杭芍三钱，乳香、没药、丹参各二钱，俾煎汤服之，每日用药一剂，煎服二次，果十日痊愈。

黄芪之性，又善利小便。

奉天本溪湖煤铁公司科员王云锦，年四十余。溺道艰涩，滴沥不能成溜。每小便一次，必须多半点钟。自两胁下连腿作疼，剧时有如锥刺。其脉右部如常，左部甚微弱。

知其肝气虚弱，不能条达，故作疼痛，且不能疏泄

（《内经》谓肝主疏泄），故小便难也。

为疏方，用生黄芪八钱，净萸肉、知母各六钱，当归、丹参、乳香、没药、续断各三钱，煎服一剂，便难与腿胁疼皆见愈。又为加柴胡钱半，连服二十剂痊愈。至于萸肉酸敛之性，或有疑其用于此方不宜者，观后《山萸肉解》自明矣。

奉天大西关万顺兴同事傅学诗，周身漫肿，自言常觉短气，其脉沉濡，右部尤甚。

知其胸中大气下陷，气化不能升降，因之上焦不能如雾，所以下焦不能如渎，而湿气弥漫也。

投以升陷汤，知母改用五钱，又加玄参、天冬、地肤子各三钱，连服数剂痊愈。

又邻村李边务庄李晶波之夫人，产后小便不利，倩人询方，俾用生化汤加白芍治之不效。复来询方，言时或恶心呕吐，小便可通少许。

恍悟此必因产时努力太过，或撑挤太甚，以致胞系了戾，是以小便不通，恶心呕吐，则气机上逆，胞系有提转之势，故小便可以稍通也。

为拟方，用生黄芪五钱，当归四钱，升麻、柴胡各二钱，煎汤服一剂而愈。

此因黄芪协同升、柴，大能升举气化，胞系之了戾者，可因气化升举而转正也。

黄芪之性，又善开寒饮。

台湾医士严坤荣来函，言其友避乱山中，五日未得饮食，甫归，恣饮新汲凉水，遂成寒饮结胸，喘嗽甚剧。医治二十余年，吐之、下之、温之，皆分毫无效。乞为疏方，并问《医学衷中参西录》载有服生硫黄法，不知东硫黄亦可服否？

因作书以答之曰："详观来案，知此证乃寒饮结胸之甚者。拙著《医学衷中参西录》理饮汤（载三期三卷）原为治此证的方，特药味与分量当稍变更，今拟用生黄芪一两，干姜八钱，于术四钱，桂枝尖、茯苓片、炙甘草各三钱，川朴、陈皮各二钱，煎汤服。方中之义，用黄芪以补胸中大气，大气壮旺，自能运化水饮，仲景所谓'大气一转其气乃散'也。而黄芪生用，同干姜、桂枝又能补助心肺之阳，心肺阳足，如日丽中天，阴霾自开也。更用白术、茯苓以理脾之湿，厚朴、陈皮以通胃之气，气顺湿消，痰饮自除。用炙甘草者，取其至甘之味，能调干姜之辣，而干姜得甘草且能逗留其势力，使之绵长，并能和缓其热力使不猛烈也。至东硫黄，择其纯黄无杂质者，亦可生服，特其热力甚微，必一次服至钱许方能有效，若于服汤药之外，兼用之以培下焦之阳，奏效当更捷也。"

此信去后，两阅月又接其函，言遵方用药，十余剂病即脱然痊愈。

黄芪不但能补气，用之得当，又能滋阴。

本村张媪年近五旬，身热劳嗽，脉数至八至，先用六味地黄丸加减煎汤服不效，继用左归饮加减亦不效。

踌躇再四，忽有会悟，改用生黄芪六钱，知母八钱，煎汤服数剂，见轻；又加丹参、当归各三钱，连服十剂痊愈。

盖人禀天地之气化以生，人身之气化即天地之气化。天地将雨之时，必阳气温暖上升，而后阴云四合，大雨随之。——黄芪温升补气，乃将雨时上升之阳气也；知母寒润滋阴，乃将雨时四合之阴云也。二药并用，大具阳升阴应、云行雨施之妙。膏泽优渥，烦热自退，此不治之治也。

况虚劳者多损肾，黄芪能大补肺气以益肾水之上源，使气旺自能生水，而知母又大能滋肺中津液，俾阴阳不至偏胜，而生水之功益普也。

至数剂后，又加丹参、当归者，因血痹虚劳《金匮》合为一门，治虚劳者当防其血有痹而不行之处，故加丹参、当归以流行之也。

黄芪之性热矣，有时转能去热。

奉天安东刘仲友，年五十许，其左臂常觉发热，且有酸软之意。医者屡次投以凉剂，发热如故，转觉脾胃消化力减，其右脉如常，左脉微弱，较差于右脉一倍，询其心中不觉凉热。

知其肝木之气虚弱，不能条畅敷荣，其中所寄之相火郁于左臂之经络而作热也。

遂治以生黄芪、净萸肉各八钱，知母五钱，当归、丹参、乳香、没药、赤芍各三钱，两剂左脉见起，又服十剂痊愈。

黄芪之性，又善治肢体痿废，然须细审其脉之强弱。

其脉之甚弱而痿废者，西人所谓脑贫血证也。盖人之肢体运动虽脑髓神经司之，而其所以能司肢体运动者，实赖上注之血以涵养之。其脉弱者，胸中大气虚损，不能助血上升以养其脑髓神经，遂致脑髓神经失其所司，《内经》所谓"上气不足，脑为之不满"也。拙拟有加味补血汤、干颓汤，方中皆重用黄芪。凡脉弱无力而痿废者，多服皆能奏效。

若其脉强有力而痿废者，西人所谓脑充血证，又因上升之血过多，排挤其脑髓神经，俾失所司，《内经》

所谓"血菀（同郁）于上，为薄厥"也。如此等证，初起最忌黄芪，误用之即凶危立见。迨至用镇坠收敛之品，若拙拟之镇肝熄风汤、建瓴汤治之。其脉柔和而其痿废仍不愈者，亦可少用黄芪助活血之品以通经络。若服药后，其脉又见有力，又必须仍辅以镇坠之品，若拙拟之起痿汤黄芪与赭石、䗪虫诸药并用也。

黄芪升补之力，尤善治流产崩带。

县治西傅家庄王耀南夫人，初次受妊，五月滑下二次，受妊至六、七月时，觉下坠见血。时正为其姑治病，其家人仓猝求为治疗。

急投以生黄芪、生地黄各二两，白术、净萸肉、煅龙骨、煅牡蛎各一两，煎汤一大碗顿服之，胎气遂安。又将药减半，再服一剂以善其后。至期举一男，强壮无恙。

沈阳县尹朱公之哲嗣际生，愚之门生也。黎明时来院扣门，言其夫人因行经下血不止，精神昏聩，气息若无。急往诊视，六脉不全，仿佛微动。

急用生黄芪、野台参、净萸肉各一两，煅龙骨、煅牡蛎各八钱，煎汤灌下，血止强半，精神见复，过数点钟将药剂减半，又加生怀山药一两，煎服痊愈。

同庄刘氏妇，四十许，骤然下血甚剧，半日之间气息奄奄不省人事。求为诊治，时愚他出，小儿荫潮往视之，其左脉三部皆不见，右寸微见，如水上浮麻，莫辨至数。

观其形状，呼吸不能外出，知其胸中大气下陷也。

急用生黄芪一两，大火煎数沸灌之，迟须臾再诊其脉六部皆出，微细异常，血仍未止。投以固冲汤原方，将方中黄芪改用一两，一剂痊愈。

邑北境大仁村刘氏妇，年二十余，身体羸弱，心中常觉寒凉，下白带甚剧，屡治不效，脉甚细弱，左部尤甚。

投以生黄芪、生牡蛎各八钱，干姜、白术、当归各四钱，甘草二钱，数剂痊愈。

盖此证因肝气太虚，肝中所寄之相火亦虚，因而气化下陷，湿寒下注而为白带。

故重用黄芪以补肝气，干姜以助相火，白术扶土以胜湿，牡蛎收涩以固下，更加以当归之温滑，与黄芪并用，则气血双补，且不至有收涩太过之弊（在下者引而竭之）。甘草之甘缓，与干姜并用，则热力绵长，又不至有过热僭上之患，所以服之有捷效也。

又《绍兴医学报》载有胡适之者，以勤力用功过度，得消渴证，就治于京都协和医院，西医云是糖尿证，不可为矣。胡君归，殊焦灼。盖因西医某素有名，信其言之必确也。

其友谓可请中医一治。胡谓中医无科学统系，殊难信用。友曰，此证西医已束手，与其坐以待毙，曷必不屑一试也。胡勉从之。

中医至，诊毕曰，此易事也，可服黄芪汤，若不愈惟我是问。胡服后，病竟霍然愈。后西医闻之，托人介绍向中医取所用黄芪化验，此时正在化验中也。

按：炉心有氢气，人腹中亦有氢气，黄芪能引氢气上达于肺，与吸入之氧气相合而化水，又能鼓胃中津液上行，又能统摄下焦气化，不使小便频数，故能治消渴。

三期二卷有玉液汤、滋膵饮，皆治消渴之方，原皆重用黄芪。

《医学衷中参西录》第四期第二卷

山萸肉解

山萸肉味酸性温，大能收敛元气，振作精神，固涩滑脱。

因得木气最厚，收涩之中兼具条畅之性，故又通利九窍，流通血脉，治肝虚自汗，肝虚胁疼腰疼，肝虚内风萌动。

且敛正气而不敛邪气，与他酸敛之药不同，是以《本经》谓其逐寒湿痹也。

其核与肉之性相反，用时务须将核去净，近阅医报有言核味涩，性亦主收敛，服之恒使小便不利，椎破尝之，果有有涩味者，其说或可信。

【附案】

友人毛仙阁之哲嗣印棠，年二十余。于孟冬得伤寒证，调治十余日，表里皆解。忽遍身发热，顿饭顷，汗出淋漓，热顿解，须臾又热又汗，若是两昼夜，势近垂危。

仓猝迎愚诊治。及至，见汗出，浑身如洗，目上窜不露黑睛，左脉微细模糊，按之即无。

此肝胆虚极，而元气欲脱也。盖肝胆虚者，其病象为寒热往来，此证之忽热忽汗，亦即寒热往来之意。

急用净萸肉二两煎服，热与汗均愈其半，遂为疏方：用净萸肉二两，生龙骨、生牡蛎各一两，生杭芍六钱，野台参四钱，炙甘草二钱（此方载三期一卷，名来复汤），连服两剂，病若失。

一人年四十余，外感痰喘，愚为治愈。但脉浮力微，按之即无。

愚曰："脉象无根，当服峻补之剂，以防意外之变。"病家谓病人从来不受补药，服之则发狂疾，峻补之药，实不敢用。愚曰："既畏补药如是，备用亦可。"病家依愚言。

迟半日忽发喘逆，又似无气以息，汗出遍体，四肢逆冷，身躯后挺，危在顷刻。

急用净萸肉四两，爆火煎一沸则饮下，汗与喘皆微止。又添水再煎数沸饮下，病又见愈。复添水将原渣煎透饮下，遂汗止喘定，四肢之厥逆亦回。

邻村李子勋，年五旬，偶相值，求为诊脉，言前月有病，服药已愈。近觉身体清爽，未知脉象何如。诊之，其脉尺部无根，寸部摇摇有将脱之势。

因其自谓病愈，若遽悚以危语，彼必不信，姑以脉象平和答之。遂秘谓其侄曰："令叔之脉甚危险，当服补敛之药，以防元气之暴脱。"其侄向彼述之，果不相信。

后二日，忽遣人迎愚，言其骤然眩晕不起，求为诊治。既至，见其周身颤动，头上汗出，言语错乱，自言心怔忡不能支持，其脉上盛下虚之象较前益甚。

急投以净萸肉两半，生龙骨、生牡蛎、野台参、生赭石各五钱，一剂即愈。

继将萸肉改用一两，加生山药八钱，连服数剂，脉亦复常。

按：此方赭石之分量，宜稍重于台参。

邻村李志绾，年二十余，素伤烟色，偶感风寒，医者用表散药数剂治愈。间日，忽遍身冷汗，心怔忡异常，自言气息将断，急求为调治。诊其脉浮弱无根，左右皆然。

愚曰："此证虽危易治，得萸肉数两，可保无虞。"时当霖雨，药坊隔五里许，遣快骑冒雨急取净萸肉四两，人参五钱。先用萸肉二两煎数沸，急服之，心定汗止，气亦接续，又将人参切作小块，用所余萸肉煎浓汤送下，病若失。

邑许孝子庄赵叟，年六十三岁，于仲冬得伤寒证，痰喘甚剧。其脉浮而弱，不任循按，问其平素，言有劳病，冬日恒发喘嗽。

再三筹思，强治以小青龙汤去麻黄，加杏仁、生石膏，为其脉弱，俾预购补药数种备用。

服药后喘稍愈，再诊其脉微弱益甚，遂急用净萸肉一两，生龙骨、生牡蛎各六钱，野台参四钱，生枝芍三钱为方，皆所素购也。

煎汤甫成，此时病人呼吸俱微，自觉气息不续，急将药饮下，气息遂能接续。

又其族弟某，年四十八，大汗淋漓，数日不止，衾褥皆湿，势近垂危，询方于愚。

俾用净萸肉二两，煎汤饮之，其汗遂止。

翌晨迎愚诊视，其脉沉迟细弱，而右部之沉细尤甚，虽无大汗，遍体犹湿。

疑其胸中大气下陷，询之果觉胸中气不上升，有类巨石相压，乃恍悟前次之大汗淋漓，实系大气陷后，卫气无所统摄而外泄也。

用生黄芪一两，萸肉、知母各三钱，一剂胸次豁然，汗亦尽止，又服数剂以善其后。

按：此证若非胸中大气虚陷，致外卫之气无所统摄而出汗者，投以生黄芪一两，其汗出必愈甚，即重用炙黄芪汗出亦必愈甚也。然此中理蕴甚深，三期四卷升陷

汤后，发明大气之作用，大气下陷之病状，及黄芪所以
能止汗之理，约数千言，兹不胜录也。

一妊妇得霍乱证，吐泻约一昼夜，病稍退，胎忽滑
下。觉神气顿散，心摇摇似不能支持，迎愚诊视。既
至，则病势大革，殓服在身，将舁诸床，病家欲竟不
诊视。

愚曰："一息犹存，即可挽回。"诊之脉若有若无，
气息奄奄，呼之不应，取药无及。其东邻为愚表兄刘玉
珍，家有购药二剂未服，亦系愚方，共有萸肉六钱，急
拣出煎汤灌下，气息稍大，呼之能应。又购取净萸肉、
生山药各二两，煎汤一大碗，徐徐饮下，精神顿复。

邻村黄龙井庄周某，年三十许。当大怒之后，渐觉
腿疼，日甚一日，两月之后，卧床不能转侧。医者因其
得之恼怒之余，皆用舒肝理气之药，病转加剧。

诊其脉左部微弱异常，自言凡疼甚之处皆热。恍悟
《内经》谓过怒则伤肝，所谓伤肝者，乃伤肝经之气血，
非必郁肝经之气血也。气血伤则虚弱随之，故其脉象如
是也。

其所以腿疼且觉热者，因肝主疏泄，中藏相火，肝
虚不能疏泄，相火即不能逍遥流行于周身，以致郁于经
络之间，与气血凝滞而作热作疼，所以热剧之处疼亦

剧也。

投以净萸肉一两，知母六钱，当归、丹参、乳香、没药各三钱（方载三期四卷，名曲直汤）。连服十剂，热消疼止，步履如常。

邑友人丁翊仙之令堂，年近七旬，陡然腿疼，不能行动，夜间疼不能寐。翊仙驱车迎愚，且谓脉象有力，当是火郁作痛。及诊其脉，大而且弦，问其心中，亦无热意。

愚曰："此脉非有火之象。其大也，乃脾胃过虚，真气外泄也；其弦也，肝胆失和，木盛侮土也。"

为疏方：用净萸肉、白术各六钱，人参、白芍各三钱，当归、陈皮各二钱，厚朴、乳香、没药各钱半，煎服数剂痊愈。

邑六间房村王某，年二十余，资禀羸弱，又耽烟色，于秋初病疟，两旬始愈。一日大便滑泻数次，头面汗出如洗，精神颓废，昏昏似睡，其脉上盛下虚，两寸摇摇，两尺无根，数至七至，延医二人，皆不疏方。

愚后至，为拟方：净萸肉、大熟地各一两，生山药、生龙骨、生牡标各六钱，茯苓、生杭芍各三钱，乌附子一钱（三期一卷载此方名既济汤），服一剂而醒，又服两剂遂复初。

沧州友人张寿田，曾治一少年，素患心疼，发时昼夜号呼。医者屡用药开通，致大便滑泻，虚气连连下泄，汗出如洗，目睛上泛，心神惊悸，周身瞤动，须人手按，而心疼如故。延医数人，皆不疏方。

寿田投以前方，将萸肉倍作二两，连进两剂，诸病皆愈，心疼竟从此除根。

寿田之侄甲升，从愚学医。曾治一人，年三十余，于季冬负重贸易，日行百里，歇息时又屡坐寒地，后觉腿疼不能行步，浸至卧床不能转侧，周身筋骨似皆痿废，延医调治罔效。

甲升治以曲直汤，方中当归、丹参、乳香、没药皆改用四钱，去知母，加黄芪一两，服至五剂后，腿即不疼，又服十余剂痊愈。

奉天开原友人，田聘卿之夫人，年五十余，素有心疼证，屡服理气活血之药，未能除根。一日反复甚剧，服药数剂，病未轻减。

聘卿见三期一卷"既济汤"后，载有张寿田所治心疼医案，心有会悟，遂用其方加没药、五灵脂各数钱，连服数剂痊愈。至此二年，未尝反复。

由是观之，萸肉诚得木气最厚，故味虽酸敛，而性仍条畅，凡肝气因虚不能条畅而作疼者，服之皆可奏效也。

按：山茱萸酸敛之性，以之止汗固脱，犹在人意中，以之治心腹肢体疼痛，诚出人意外。然山茱萸主寒湿痹，《本经》原有明文，凡心腹肢体有所疼痛，皆其气血之痹而不行也。遵《本经》之旨以制方，而果能投之即效，读本草者，曷弗注意于《本经》哉！

山萸肉之性，又善治内部血管或肺络破裂，以致咳血、吐血久不愈者。

曾治沧州路家庄马氏少妇，咳血三年，百药不效，即有愈时，旋复如故。后愚为诊视，其夜间多汗。

遂用净萸肉、生龙骨、生牡蛎各一两，俾煎服，拟先止其汗，果一剂汗止，又服一剂，咳血亦愈。

盖从前之咳血久不愈者，因其肺中之络，或胃中血管有破裂处，萸肉与龙骨、牡蛎同用，以涩之、敛之，故咳血亦随之愈也。

又治本村表弟张权，年三十许，或旬日，或浃辰之间，必吐血数口，浸至每日必吐，亦屡治无效。其脉近和平，微有芤象。

亦治以此方，三剂痊愈。后又将此方加三七细末三钱，煎药汤送服，以治咳血吐血之久不愈者，约皆随手奏效。因将其方登于三期二卷，名"补络补管汤"，若遇吐血之甚者，宜再加赭石五六钱，与前三味同煎汤，送服三七细末更效。

山萸肉之性，又善熄内风。

族家嫂，产后十余日，周身汗出不止，且四肢发搐。

此因汗出过多而内风动也。急用净萸肉、生山药各二两，俾煎汤服之，两剂愈。

至外感之邪不净而出汗者，亦可重用山萸肉以敛之。

邑进士张曰睿之公子，年十八九，因伤寒服表药太过，汗出不止，心中怔忡，脉洪数不实，大便数日未行。

为疏方：用净萸肉、生山药、生石膏各一两，知母、生龙骨、生牡蛎各六钱，甘草二钱，煎服两剂痊愈。

门生万泽东，曾治一壮年男子，因屡经恼怒之余腹中常常作疼。他医用通气、活血、消食、祛寒之药，皆不效。诊其脉：左关微弱。

知系怒久伤肝，肝虚不能疏泄也。

遂用净萸肉二两，佐以当归、丹参、柏子仁各数钱，连服数剂，腹疼遂愈。后凡遇此等证，投以此方皆效。

白术解

白术性温而燥，气香不窜，味苦微甘微辛，善健脾胃，消痰水，止泄泻。治脾虚作胀，脾湿作渴，脾弱四肢运动无力，甚或作疼。

与凉润药同用，又善补肺；与升散药同用，又善调肝；与镇安药同用，又善养心；与滋阴药同用，又善补肾。为其具土德之全，为后天资生之要药，故能于金、木、水、火四脏，皆能有所补益也。

【附案】

一妇人年三十许，泄泻半载，百药不效，脉象濡弱，右关尤甚。

知其脾胃虚也，俾用生白术轧细、焙熟，再用熟枣肉六两，和为小饼，炉上炙干，当点心服之，细细嚼咽，未尽剂而愈。

一妇人因行经下血不止，服药旬余无效，势极危殆。诊其脉象浮缓，按之即无，问其饮食不消，大便滑泻。

知其脾胃虚甚，中焦之气化不能健运统摄，下焦之气化因之不固也。

遂于治下血药中，加白术一两，生鸡内金一两，服一剂血即止，又服数剂以善其后。

一室女腿疼，几不能步，治以三期四卷"健运汤"而愈。次年旧病复发，又兼腰疼，再服前方不效。诊其脉，右关甚濡弱，询其饮食甚少。

遂用白术六钱，当归、陈皮各二钱，厚朴、乳香、没药各钱半（载三期四卷，名振中汤），服后饮食加多，至旬余，腰腿之疼痊愈。

一媪年过六旬，陡然腿疼，不能行动，夜间疼不能寐。其左部之脉大而弦，右部之脉大而浮，重诊之似有力非真有力，问其心中不觉凉热。

乃知此非有火之脉，其大而浮也，乃脾胃过虚，真气外泄也；其大而弦也，乃肝胆失和，木盛侮土也。

治以前方，加人参、白芍、净萸肉各数钱，补脾胃之虚，即以抑肝胆之盛，数剂而愈。

一人年二十二，喘逆甚剧，脉数至七至，投以滋阴兼纳气、降气之剂不效。

后于方中加白术数钱，将药煎出，其喘促亦至极点，不能服药。

将药重温三次，始强服下，一剂喘即见轻，连服数剂痊愈。

后屡用其方以治喘证之剧者，多有效验。

一少年咽喉常常发干，饮水连连不能解渴。诊其脉微弱迟濡。

当系脾胃湿寒，不能健运，以致气化不升也。

投以四君子汤加干姜、桂枝尖，方中白术重用两许，一剂其渴即止。

赭石解

赭石色赤，性微凉，能生血兼能凉血。而其质重坠，又善镇逆气，降痰涎，止呕吐，通燥结，用之得当能建奇效。

其原质为铁氧化合而成，其结体虽坚而层层如铁锈（铁锈亦铁氧化合），生研服之不伤肠胃，即服其稍粗之末亦与肠胃无损。

且生服则氧气纯全，大能养血，故《本经》谓其治赤沃漏下；《日华》谓其治月经不止也。若煅用之即无斯效，煅之复以醋淬之，尤非所宜。

且性甚和平，虽降逆气而不伤正气，通燥结而毫无开破，原无需乎煅也。

其形为薄片，迭迭而成，一面点点作凸形，一面点点作凹形者，方堪入药。

【附案】

邻村迟某，年四十许，当上脘处发疮，大如核桃，破后调治三年不愈，疮口大如钱，自内溃烂，循胁渐至背后，每日自背后排挤至疮口流出脓水若干。

求治于愚，自言患此疮后三年未尝安枕，强卧片时，即觉有气起自下焦，上逆冲心。

愚曰："此即子疮之病根也。"俾用生芡实一两煮浓汁，送服生赭石细末五钱，遂可安卧。又服数次，彻夜稳睡。

盖气上逆者乃冲气之上冲，用赭石以镇之，芡实以敛之，冲气自安其宅也。

继用三期四卷"活络效灵丹"（当归、丹参、乳香、没药各五钱），加生黄芪、生赭石各三钱煎服，日进一剂，半月痊愈。

邻村毛姓少年，于伤寒病瘥后，忽痰涎上壅，杜塞咽喉，几不能息。

其父知医，用手大指点其天突穴（宜指甲贴喉，指端着穴，向下用力，勿向内用力），息微通，急迎愚调治。

遂用香油二两炖热，调麝香一分灌之，旋灌旋即流出痰涎若干。

继用生赭石一两，人参六钱，苏子四钱，煎汤，徐徐饮下，痰涎顿开。

天津杨柳青陆军连长周良坡夫人，年三十许，连连呕吐，五六日间勺水不存，大便亦不通行，自觉下脘之处疼而且结。凡药之有味者入口即吐，其无味者须臾亦复吐出，医者辞不治。

后愚诊视其脉有滑象，上盛下虚，疑其有妊，询之月信不见者五十日矣。然结证不开，危在目前。

《内经》谓"有故无殒，亦无殒也。"遂单用赭石二两，煎汤饮下，觉药至结处不能下行，复返而吐出。

继用赭石四两，又重罗出细末两许，将余三两煎汤，调细末服下，其结遂开，大便亦通，自此安然无恙，至期方产。

或问：赭石《别录》谓其坠胎，今治妊妇竟用赭石如此之多，即幸而奏效，岂非行险之道乎？

答曰：愚生平治病，必熟筹其完全而后为疏方，初不敢为孤注之一掷也。赭石质重，其镇坠之力原能下有形滞物。若胎至六七个月时，服之或有妨碍，至受妊之初，因恶阻而成结证，此时其胞室之中不过血液凝结，赭石毫无破血之弊，且有治赤沃与下血不止之效，重用之亦何妨乎？

况此证五六日间，勺饮不能下行，其气机之上逆，气化之壅滞，已至极点，以赭石以降逆开壅，不过调脏腑之气化使之适得其平，又何至有他虞乎？

或曰：赭石用于此证不虞坠胎，其理已昭然矣。至《本经》谓赭石治赤沃，《日华》谓其治下血不止，不知重坠下行之药，何以有此效乎？

答曰：此理甚深。欲明此理，当溯本穷源，先知人身之元气为何气。

盖凡名之为气，虽无形而皆有质，若空气扇之则成风，抛物其中能阻物力之动转是其质也。人脏腑中之气，大抵类斯。

惟元气则不惟无形，而并无质，若深究其果系何气，须以天地间之气化征之。夫天地间无论氮、氧、碳、电诸气，皆有质，独磁气无质，故诸气皆可取而贮之，而磁气不能贮也，诸气皆可设法阻之（如电气可阻以玻璃），而磁气不能阻也（磁气无论隔何物皆能吸铁）。是以北极临地之中央，下蓄磁气以维系全球之气化。丹田为人之中央，内藏元气以维系全身之气化。

由是观之，磁气者即天地之元气，而人身之元气，亦即天地间之磁气类也。其能与周身之血相系恋者，因血中含有铁锈，犹之磁石吸铁之理也。

赭石为铁氧化合而成，服之能补益血中铁锈，而增长其与元气系恋之力，所以能治赤沃及下血不止也。

戊寅年秋，穆荫乔君之如夫人金女士患经漏，淋漓不止者三阅月。延医多人，百方调治，寒热补涩均无效，然亦不加剧，并无痛苦。

予用寿师（张锡纯，字寿甫，故其学生称之为寿师。——编者注）固冲汤加重分量，服数剂亦无效；又以《金鉴》地榆苦酒汤试之，终不应，技已穷矣。

忽忆寿师此说，乃以磁石细末八钱，生赭石细末五钱，加入滋补药中，一剂知，二剂已。

是知药能中病，真有立竿见影之妙。

盖赭石既能补血中铁质，以与人身元气相系恋；而磁石吸铁能增加人身元气之吸力，且色黑入肾，黑能止血。

磁石、赭石二者同用，实有相得益彰之妙。药虽平易，而中含科学原理深矣。中医之理实包括西医，特患人不精心以求之耳。

受业张方舆谨注

广平县教员吕子融夫人，年二十余，因恶阻，呕吐甚剧。九日之间饮水或少存，食物则尽吐出。时方归宁，其父母见其病剧，送还其家，医者皆以为不可治。

时愚初至广平寓学舍中，子融固不知愚能医也。因晓之曰："恶阻焉有不可治者，亦视用药何如耳。"子融遂延为诊视，脉象有力，舌有黄苔，询其心中发热。

知系夹杂外感，遂先用生石膏两半，煎汤一茶杯，防其呕吐，徐徐温饮下，热稍退。

继用生赭石二两，煎汤一大茶杯，分两次温饮下，觉行至下脘作疼，不复下行，转而上递吐出。

知其下脘所结甚坚，原非轻剂所能通。亦用生赭石细末四两，从中再罗出极细末一两，将余三两煎汤，送服其极细末，其结遂开，从此饮食顺利，及期而产。

一室女，中秋节后，感冒风寒。三四日间，胸膈满闷，不受饮食，饮水一口亦吐出，剧时恒以手自挠其胸。脉象滑实，右部尤甚。

遂单用生赭石细末两半，俾煎汤温饮下，顿饭顷仍吐出。

盖其胃口皆为痰涎壅滞，药不胜病，下行不通，复转而吐出也。

遂更用赭石四两，煎汤一大碗，分三次陆续温饮下，胸次遂通，饮水不吐。翌日，脉象洪长，其舌苔从先微黄，忽变黑色。

又重用白虎汤连进两大剂，每剂用生石膏四两，分数次温饮下，大便得通而愈。

一媪年过六旬，当孟夏晨饭时，忽闻乡邻有斗者，出视之。见强者凌弱太过，心甚不平，又兼饭后有汗受风，遂得温病。表里俱热，心满腹疼，饮水须臾仍吐出。七八日间，大便不通，脉细数，按之略实。自言心中烦渴，饮水又不能受。从前服药止吐，其药亦皆吐出。若果饮水不吐，犹可望愈。

愚曰：易耳。遂用赭石、蒌仁各二两，苏子六钱，又加生石膏二两，野台参五钱，煎汤一大碗，俾分三次温饮下。晚间服药，翌晨大便得通而愈。

当其服药之先，曾俾用净萸肉二两煎汤，以备下后心中怔忡及虚脱，迨大便通后，心中微觉怔忡，服之而安。

奉天小南门里，连奉澡塘司账曲玉轩，年三十余，得瘟病，两三日恶心作呕吐，五日之间饮食不能下咽，来院求为诊治。其脉浮弦，数近六至，重按无力，口苦心热，舌苔微黄。

因思其脉象浮弦者，阳明与少阳合病也；二经之病机相并上冲，故作呕吐也；心热口苦者，内热已实也；其脉无力而数者，无谷气相助又为内热所迫也。

因思但用生赭石煮水饮之，既无臭味，且有凉镇之力，或可不吐。遂用生赭石二两，煎水两茶杯，分二次温饮下，饮完仍复吐出，病人甚觉惶恐，加以久不饮食，形状若莫可支持。

愚曰："无恐，再用药末数钱，必能立止呕吐。"遂单用生赭石细末五钱，开水送服，觉恶心立止，须臾胸次通畅，进薄粥一杯，下行顺利。

从此饮食不复呕吐，而心中犹发热，舌根肿胀，言语不利。

又用生石膏一两，丹参、乳香、没药、连翘各三钱，连服两剂痊愈。

癸亥秋，愚在奉天同善堂医学校讲药性，有学生李庆霖之族姊来奉，病于旅邸。屡经医治无效，病势危急，庆霖求为诊治。其周身灼热，脉象洪实，心中烦躁怔忡，饮食下咽即呕吐，屡次所服之药，亦皆呕吐不受。视其舌苔黄厚，大便数日未行。

知其外感之热已入阳明之府，又挟胃气上逆，冲气上冲也。

为疏方：用生赭石细末八钱，生石膏细末两半，蒌仁一两，玄参、天冬各六钱，甘草二钱，将后五味煎汤一大茶杯，先用开水送服赭石细末，继将汤药服下，遂受药不吐，再服一剂痊愈。

拙著《医学衷中参西录》有醴泉饮方，治虚劳发热，或喘或嗽，脉数而弱。方用生山药一两，大生地五钱，人参、玄参、天冬、生赭石各四钱，牛蒡子三钱，甘草二钱。

初制此方时原无赭石，有丹参三钱，以运化人参之补力，用之多效。

后治一少妇信水数月不行，时作寒热，干嗽连连，且兼喘逆，胸膈满闷不思饮食，脉数几至七至。治以有丹参原方不效，遂以赭石易丹参，一剂嗽与喘皆愈强半，胸次开通，即能饮食。又服数剂，脉亦和缓。共服二十剂，诸病痊愈。

后凡治妇女月闭血枯，浸至劳嗽，或兼满闷者，皆先投以此汤。俾其饮食增加，身体强壮，经水自通。间有瘀血暗阻经道，或显有癥瘕可征者，继服拙拟理冲汤丸（皆在三期八卷），以消融之，则妇女无难治之病矣。

沈阳商人娄顺田，年二十二，虚劳咳嗽，形甚羸弱，脉数八至，按之即无。细询之，自言曾眠热炕之上，晨起觉心中发热，从此食后即吐出，夜间咳嗽甚剧，不能安寝。因二十余日寝食俱废，遂觉精神恍惚，不能支持。

愚闻之，知脉象虽危，仍系新证，若久病至此，诚难挽回矣。

遂投以醴泉饮，为其呕吐，将赭石改用一两，一剂吐即止，可以进食，嗽亦见愈。从前多日未大便，至此大便亦通下。

如此加减服之，三日后，脉数亦见愈，然犹六至余，心中犹觉发热。

遂将玄参、生地皆改用六钱，又每日于午时用白蔗糖冲水，送服阿斯必林七厘许，数日诸病皆愈，脉亦复常。

沈阳苏惠堂年，三十许，劳嗽二年不愈。动则作喘，饮食减少。更医十余人，服药数百剂，分毫无效，羸弱转甚。其姊丈李生在京师见《医学衷中参西录》，大加赏异，急邮函俾其来院诊治。

其脉数六至，虽细弱仍有根柢，知其可治。自言上焦恒觉发热，大便四五日一行，时或干燥。

投以醴泉饮。为其便迟而燥，赭石改用六钱，又加鸡内金二钱，恐其病久脏腑经络多瘀滞也。

数剂后，饭量加增，心中仍有热时，大便已不燥，间日一行。遂去赭石二钱，加知母二钱，俾于晚间服汤药后，用白蔗糖水送服阿斯必林四分瓦之一。得微汗后，令于日间服之，不使出汗，数日不觉发热，脉亦复常。

惟咳嗽未能痊愈，又用几阿苏六分，薄荷冰四分，和以绿豆粉为丸，梧桐子大，每服三丸，日两次，汤药仍照方服之，五六日后，咳嗽亦愈，身体从此康健。

人参可以救气分之脱，至气欲上脱者，但用人参转有助气上升之弊。必与赭石并用，方能引气归原，更能引人参补益之力下行，直至涌泉。

友人毛仙阁次男媳，劳心之后，兼以伤心，忽喘逆大作，迫促异常。仙阁知医，自治以补敛元气之药，觉胸中窒碍不能容受，更他医以为外感，投以小青龙汤，喘益甚。

延愚诊视，其脉浮而微数，按之即无，知为阴阳两虚之证。盖阳虚则元气不能自摄，阴虚而肝肾又不能纳气，故其喘若是之剧也。

遂用赭石、龙骨、牡蛎、萸肉各六钱，野台参、白芍各四钱，山药、芡实各五钱，苏子二钱，惟苏子炒熟，余皆生用（方载三期二卷，名参赭镇气汤）。

煎服后，未及覆杯，病人曰："吾有命矣。"询之，曰："从前呼吸惟在喉间，今则转落丹田矣。"果一剂病愈强半，又服数剂痊愈。

后用此方治内伤之喘，愈者不胜纪。

参、赭并用，不但能纳气归原也，设如逆气上干，填塞胸臆，或兼呕吐，其证之上盛下虚者，皆可参、赭并用以治之。

友人毛仙阁治一妇人，胸次郁结，饮食至胃不能下行，时作呕吐，其脉浮而不任重按。

仙阁用赭石细末六钱，浓煎人参汤送下，须臾腹中如爆竹之声，胸次、胃中俱觉通豁，从此饮食如常，传为异事。

又友人高夷清曾治一人，上焦满闷，不能饮食，常觉有物窒塞，医者用大黄、蒌实陷胸之品，十余剂，转觉胸中积满，上至咽喉，饮水一口即溢出。

夷清用赭石二两，人参六钱，俾煎服，顿觉窒塞之物降至下焦。

又加当归、肉苁蓉，再服一剂，降下瘀滞之物若干，病若失。

《内经》谓：阳明厥逆，喘咳，身热，善惊，衄、呕血。黄坤载衍《内经》之旨，谓血之失于便溺者，太阴之不升也；亡于吐衄者，阳明之不降也。是语深明《内经》者也。

盖阳明胃气，以息息下降为顺，时或不降，则必壅滞转而上逆，上逆之极，血即随之上升而吐衄作矣。治

吐衄之证，当以降胃为主，而降胃之药，实以赭石为
最效。

然胃之所以不降，有因热者，宜降之以赭石，而以
蒌仁、白芍诸药佐之；其热而兼虚者，可兼佐以人参。

有因凉者，宜降以赭石而以干姜、白芍诸药佐之
（因凉犹用白芍者，防干姜之热侵肝胆也。然吐衄之证，由于胃气
凉而不降者甚少）；其凉而兼虚者，可兼佐以白术。

有因下焦虚损，冲气不摄、上冲，胃气不降者，宜
降以赭石，而以生山药、生芡实诸药佐之。

有因胃气不降，致胃中血管破裂，其证久不愈者，
宜降以赭石，而以龙骨、牡蛎、三七诸药佐之（诸方及所
治之案皆详于三期二卷）

无论吐衄之证，种种病因不同，疏方皆以赭石为
主，而随证制宜，佐以相当之药品，吐衄未有不愈者。

近治奉天商埠警察局长张厚生，年近四旬，陡然鼻
中衄血甚剧，脉象关前洪滑，两尺不任重按，知系上盛
下虚之证。自言头目恒不清爽，每睡醒舌干无津，大便
甚燥，数日一行。

为疏方：赭石、生地黄、生山药各一两，当归、白
芍、生龙骨、生牡蛎、怀牛膝各五钱，煎汤送服旱三七
细末二钱（凡用生地治吐衄者，皆宜佐以三七，血止后不至瘀血
留于经络），一剂血顿止。

后将生地减去四钱，加熟地、枸杞各五钱，连服数剂，脉亦平和。

伤寒下早成结胸，瘟疫未下亦可成结胸。所谓结胸者，乃外感之邪与胸中痰涎互相凝结，滞塞气道，几难呼吸也。

仲景有大陷胸汤丸，原为治此证良方，然因二方中皆有甘遂，医者不敢轻用，病家亦不敢轻服，一切利气理痰之药，又皆无效，故恒至束手无策。

向愚治此等证，俾用新炒蒌仁四两，捣碎煮汤服之，恒能奏效。后拟得一方，用赭石、蒌仁各二两，苏子六钱（方载三期六卷名荡胸汤），用之代大陷胸汤丸，屡试皆能奏效。

若其结在胃口，心下满闷，按之作疼者，系小陷胸汤证，又可将方中分量减半以代小陷胸汤，其功效较小陷胸汤尤捷。自拟此方以来，救人多矣。

至寒温之证已传阳明之府，却无大热，惟上焦痰涎壅滞，下焦大便不通者，亦可投以此方（分量亦宜斟酌少用），上清其痰，下通其便，诚一举两得之方也。

至寒温之证，不至结胸及心下满闷，惟逆气挟胃热上冲，不能饮食，并不能受药者，宜赭石与清热之药并用。

曾治奉天大东关安家靴铺安显之夫人，年四十余，临产双生，异常劳顿，恶心呕吐，数日不能饮食，服药亦恒呕吐，精神昏愦，形势垂危，群医辞不治。延愚诊视，其脉洪实，面有火色，舌苔黄厚。

知系产后温病。其呕吐若是者，阳明府热已实，胃气因热而上逆也。

遂俾用玄参两半，赭石一两，同煎服，一剂即热退呕止，可以受食。

继用玄参、白芍、连翘以清其余热，病遂痊愈。

至放胆用玄参而无所顾忌者，以玄参原宜于产乳，《本经》有明文也。

下有实寒，上有浮热之证，欲用温热之药以祛其寒，上焦恒格拒不受。惟佐以赭石，使之速于下行，直达病所，上焦之浮热转能因之下降。

曾治邻村星马村刘某，因房事后恣食生冷，忽然少腹抽疼，肾囊紧缩，大便不通，上焦兼有烦热。

医者投以大黄附子细辛汤，上焦烦热益甚，两胁疼胀，便结囊缩，腹疼如故。病家甚觉惶恐，求为诊视。其脉弦而沉，两尺之沉尤甚。

先用醋炒葱白熨其脐及脐下，腹中作响，大有开通之意，囊缩腹疼亦见愈，便仍未通。

遂用赭石二两，乌附子五钱，当归、苏子各一两，煎汤饮下，即觉药力下行，过两句钟偠煎渣饮之，有顷降下结粪若干，诸病皆愈。

膈食之证，千古难治之证也。《伤寒论》有旋覆代赭石汤，原治伤寒汗吐下解后，心下痞硬噫气不除。周扬俊、喻嘉言皆谓治膈证甚效。

然《本经》谓旋覆花味咸，若真好旋覆花实咸而兼有辛味（敝邑武帝台汗所产旋覆花咸而辛），今药坊间所鬻旋覆花皆甚苦，实不堪用。是以愚治膈证，恒用其方去旋覆花，将赭石加重，其冲气上冲过甚，兼大便甚干结者，赭石恒用至两许，再加当归、柿霜、天冬诸药以润燥生津，且更临时制宜，随证加减，治愈者不胜录（三期二卷载治愈之案六则，并详记其加减诸法）。

盖此证因胃气衰弱，不能撑悬贲门，下焦冲气又挟痰涎上冲，以杜塞之，是以不受饮食。故用人参以壮胃气，气壮自能撑悬贲门，使之宽展；赭石以降冲气，冲降自挟痰涎下行，不虑杜塞，此方之所以效也。

若药房间偶有咸而且辛之旋覆花，亦可斟酌加入，然加旋覆花又须少减赭石也。

此证有因贲门肿胀，内有瘀血致贲门窄小者，宜于方中加苏木、䗪虫（俗名土鳖）各二钱。

头疼之证，西人所谓脑气筋病也。然恒可重用赭石治愈。

近在奉天曾治安东何道尹犹女，年二十余岁，每日至巳时头疼异常，左边尤甚，过午则愈。先经东人治之，投以麻醉脑筋之品不效。

后求为诊视，其左脉浮弦有力者，系少阳之火挟心经之热，乘阳旺之时而上升，以冲突脑部也。

为疏方：赭石、龙骨、牡蛎、龟板、萸肉、白芍各六钱，龙胆草二钱，药料皆用生者，煎服一剂，病愈强半，又服两剂痊愈。

隔数日，又治警察厅书记鞠一鸣夫人，头疼亦如前状，仍投以此方两剂痊愈。

癫狂之证，亦西人所谓脑气筋病也，而其脑气筋之所以病者，因心与脑相通之道路（心有四支血脉管通脑）为痰火所充塞也。

愚恒重用赭石二两，佐以大黄、朴硝、半夏、郁金，其痰火甚实者，间或加甘遂二钱（为末送服），辄能随手奏效。

诚以赭石重坠之力，能引痰火下行，俾心脑相通之路毫无滞碍，则脑中元神、心中识神自能相助为理，而不至有神明瞀乱之时也。

在奉天曾治洮昌都道尹公子凤巢，年近三旬，癫狂失心，屡经中西医治疗，四载分毫无效。来院求为诊治，其脉象沉实，遂投以上所拟方，每剂加甘遂二钱五分，间两日一服（凡药中有甘遂不可连服），其不服汤药之二日，仍用赭石、朴硝细末各五钱，分两次服下，如此旬余而愈。

痫风之证，千古难治之证也。西人用麻醉脑筋之品，日服数次，恒可强制不发，然亦间有发时，且服之累年不能除根，而此等药常服，又有昏精神、减食量之弊。

庚申岁，在奉天立达医院因诊治此等证，研究数方，合用之，连治数人皆愈。

一方用赭石六钱，于术、酒曲（用神曲则无效且宜生用）、半夏、龙胆草、生明没药各三钱，此系汤剂；

一方用真黑铅四两，铁锅内熔化，再加硫黄细末二两，撒于铅上，硫黄皆着，急用铁铲拌炒之。铅经硫黄烧炼，皆成红色，因拌炒结成砂子，取出晾冷，碾轧成饼者（系未化透之铅）去之，余者再用乳钵研极细末，搀朱砂细末与等分，再少加蒸熟麦面（以仅可作丸为度），水和作丸，半分重（干透足半分）；

一方用西药臭剥、臭素、安母纽谟各二钱，抱水过鲁拉尔一钱，共研细，搀蒸熟麦面四钱，水和为丸，桐子大。

上药，早晚各服西药十四丸，午时服铅硫朱砂丸十二丸，日服药三次，皆煎汤剂送下。汤药一剂可煎三次，以递送三次所服丸药，如此服药月余，痫风可以除根。

《内经》云："诸风掉眩，皆属于肝。"肝经风火挟痰上冲，遂致脑气筋顿失其所司，周身抽掣，知觉全无，赭石含有铁质，既善平肝，而其降逆之力又能协同黑铅、朱砂以坠痰镇惊，此其所以效也。

而必兼用西药者，因臭剥、臭素诸药，皆能强制脑筋以治病之标，俾目前不至反复，而后得徐以健脾、利痰、祛风、清火之药以铲除其病根也。

方书所载利产之方，无投之必效者，惟方中重用赭石，可应手奏效。

族侄荫棠媳，临产三日不下，用一切催生药，胎气转觉上逆。

因其上逆，心忽会悟，为拟方：用赭石二两，野台参、当归各一两，煎服后，须臾即产下。

后用此方，多次皆效，即骨盘不开者，用之开骨盘亦甚效。

盖赭石虽放胆用至二两，而有人参一两以补气，当归一两以生血，且以参、归之微温，以济赭石之微凉。温凉调和，愈觉稳妥也。

矧产难者，非气血虚弱，即气血壅滞不能下行，人参、当归虽能补助气血，而性皆微兼升浮，得赭石之重坠则力能下行，自能与赭石相助为理，以成催生之功也。

至于当归之滑润，原为利产良药，与赭石同用，其滑润之力亦愈增也。

此方载三期八卷，名大顺汤。用此方时，若加卫足花子（炒爆），或丈菊花瓣更效。至二药之性及其形状与所以奏效之理，皆详载于大顺汤后，兹不俱录。

人之廉于饮食者，宜补以健脾之药，而纯用健补脾脏之品，恒多碍于胃气之降，致生胀满。是以补脾者宜以降胃之药佐之，而降胃之品又恒与气分虚弱者不宜。惟赭石性善降胃，而分毫不伤气分，且补药性多温，易生浮热，赭石性原不凉而能引热下行（所以诸家本草多言其性凉）。——是以愚习用赭石，不但以之降胃也，凡遇有虚热之证，或其人因热痰嗽，或其人因热怔忡，但问其大便不滑泻者，方中加以赭石，则奏效必速也。

内中风之证，忽然昏倒不省人事，《内经》所谓"血之与气并走于上"之大厥也。亦即《史记·扁鹊传》所谓"上有绝阳之络，下有破阴之纽"之尸厥也。——此其风非外来，诚以肝火暴动与气血相并，上冲脑部（西人剖验此证谓脑部皆有死血，或兼积水），惟用药镇敛肝火，宁熄内风，将其上冲之气血引还，其证犹可挽回，此《金匮》风引汤所以用龙骨、牡蛎也。然龙骨、牡蛎，虽能敛火熄风，而其性皆涩，欠下达之力，惟佐以赭石则下达之力速，上逆之气血即可随之而下。

曾治奉天大北关开醋房者杜正卿，忽然头目眩晕，口眼歪邪，舌强直不能发言，脉象弦长有力，左右皆然，视其舌苔白厚微黄，且大便数日不行。

知其证兼内外中风也。俾先用阿斯必林瓦半，白糖水送下以发其汗，再用赭石、生龙骨、生牡蛎、蒌仁各一两，生石膏两半，菊花、连翘各二钱，煎汤，趁其正出汗时服之。一剂病愈强半，大便亦通。又按其方加减，连服数剂痊愈。

又治邻村韩姓媪，年六旬。于外感病愈后，忽然胸膈连心下突胀，腹脐塌陷，头晕项强，妄言妄见，状若疯狂。其脉两尺不见，关前摇摇无根，数至六至。

此下焦虚愈，冲气不摄，挟肝胆浮热上干脑部，乱其神明也。

遂用赭石、龙骨、牡蛎、山药、地黄（皆用生者）各一两，野台参、净萸肉各八钱，煎服一剂而愈。又少为加减，再服一剂以善其后。

又治邻村生员刘树帜，年三十许，因有恼怒，忽然昏倒，不省人事，牙关紧闭，唇齿之间有痰涎随呼气外吐，六脉闭塞若无。

急用作嚏之药吹鼻中，须臾得嚏，其牙关遂开。

继用香油两余炖温，调麝香末一分灌下，半句钟时稍醒悟，能作呻吟，其脉亦出，至数五至余，而两尺弱甚，不堪重按。

知其肾阴亏损，故肝胆之火易上冲出。

遂用赭石、熟地、生山药各一两，龙骨、牡蛎、净萸肉各六钱，煎服后豁然顿愈。继投以理肝补肾之药数剂，以善其后。

按：此等证，当痰火气血上壅之时，若人参、地黄、山药诸药，似不宜用，而确审其系上盛下虚，若《扁鹊传》所云云者，重用赭石以辅之，则其补益之力直趋下焦，而上盛下虚之危机旋转甚速，莫不随手奏效也。

山药解

山药色白入肺，味甘归脾，液浓益肾，能滋润血脉，固摄气化，宁嗽定喘，强志育神，性平可以常服多服，宜用生者煮汁饮之，不可炒用，以其含蛋白质甚多，炒之则其蛋白质焦枯，服之无效。若作丸散，可轧细蒸熟用之。

处方编中"一味薯蓣饮"后，附有用山药治愈之验案数则，可参观。

【附案】

一室女，月信年余未见，已成劳瘵，卧床不起，治以拙拟资生汤（方载三期一卷），复俾日用生山药四两煮汁当茶饮之，一月之后，体渐复初，月信亦通。见者以此证可愈，讶为异事。

一妇人产后十数日，大喘大汗，身热劳嗽，医者用黄芪、熟地、白芍等药，汗出愈多。后愚诊视，脉甚虚弱，数至七至，审证论脉，似在不治。

俾其急用生山药六两，煮汁徐徐饮之，饮完添水重煮，一昼夜所饮之水皆取于山药中，翌日又换山药六两，仍如此煮饮之，三日后诸病皆愈。

一人年四十余，得温病十余日，外感之火已消十之八九，大便忽然滑下，喘息迫促，且有烦渴之意，其脉甚虚，两尺微按即无。

急用生山药六两，煎汁两大碗，徐徐温饮下，以之当茶，饮完煎渣再饮，两日共用山药十八两，喘与烦渴皆愈，大便亦不滑泻。

邻村泊庄高氏女，年十六七，禀赋羸弱，得外感痰喘证，投以《金匮》小青龙加石膏汤，一剂而愈。至翌日忽似喘非喘，气短不足以息，诊其脉，如水上浮麻，不分至数，按之即无。

愚骇曰："此将脱之证也。"乡屯无药局，他处取药无及，适有生山药两许，系愚向在其家治病购而未服者，俾急煎服之，下咽后气息既能接续，可容取药，仍重用生山药，佐以人参、萸肉、熟地诸药，一剂而愈。

一妇人年三十许，泄泻数月不止，病势垂危，遣人送信于其父母。其父将往瞻视，询方于愚，言从前屡次延医治疗，百药不效。

俾用生山药轧细，煮粥服之，日三次，两日痊愈，又服数日，身亦康健。

一娘妇，日发痛风，其脉无受娠滑象，微似弦而兼数。

知阴分亏损血液短少也。亦俾煮山药粥服之即愈，又服数次，永不再发。

奉天大东关关氏少妇，素有劳疾，因产后暴虚，喘嗽大作。

治以山药粥，日服两次，服至四五日，喘嗽皆愈，又服数日，其劳疾自此除根。

奉天大东关学校教员郑子绰之女，年五岁，秋日为风寒所束，心中发热。医者不知用辛凉表散，而纯投以苦寒之药，连服十余剂，致脾胃受伤，大便滑下，月余不止，而上焦之热益炽。医者皆辞不治，始求愚为诊视。

其形状羸弱已甚，脉象细微浮数，表里俱热，时时恶心，不能饮食，昼夜犹泻十余次。

治以山药粥，俾随便饮之，日四五次，一次不过数羹匙，旬日痊愈。

寒温之证，上焦燥热、下焦滑泻者，皆属危险之候。因欲以凉润治燥热，则有碍于滑泻，欲以涩补治滑泻；则有碍于燥热。愚遇此等证，亦恒用生山药，而以滑石辅之，大抵一剂滑泻即止，燥热亦大轻减。若仍有余热未尽除者，可再徐调以凉润之药无妨。

奉天大东关旗人号崧宅者，有孺子，年四岁，得温病，邪犹在表，医者不知为之清解，遽投以苦寒之剂，服后连四五日滑泻不止，上焦燥热，闭目而喘，精神昏聩。延为诊治，病虽危险，其脉尚有根柢，知可挽回。

遂用生山药、滑石各一两，生杭芍四钱，甘草三钱（方载三期五卷，名滋阴清燥汤），煎汤一大茶杯，为其幼小，俾徐徐温饮下，尽剂而愈。

然下久亡阴，余有虚热，继用生山药、玄参各一两以清之，两剂热尽除。

同庄张氏女，适邻村郭氏，受妊五月，偶得伤寒，三四日间，胎忽滑下。上焦燥渴，喘而且呻，痰涎壅盛，频频咳吐。延医服药，病未去而转增滑泻，昼夜十余次，医者辞不治，且谓危在旦夕。

其家人惶恐，因其母家介绍，迎愚诊视。其脉似洪滑，重按指下豁然，两尺尤甚。

然为流产才四五日，不敢剧用山药滑石方。遂先用生山药二两，酸石榴一个，连皮捣烂，同煎汁一大碗，分三次温饮下，滑泻见愈，他病如故。

再诊其脉，洪滑之力较实，因思：此证虽虚，且当忌用寒凉之时，然确有外感实热，若不解其热，他病何以得愈？

时届晚三句钟，病人自言每日此时潮热，又言精神困倦已极，昼夜苦不得睡。

遂放胆投以生山药两半，滑石一两，生杭芍四钱，甘草三钱，煎汤一大碗，徐徐温饮下，一次止饮药一口，诚以产后脉象又虚，欲其药力常在上焦，不欲其寒凉侵下焦也。

斯夜遂得安睡，渴与滑泻皆愈，喘与咳亦愈其半。

又将山药、滑石各减五钱，加生龙骨、生牡蛎各八钱，一剂而愈。

一媪年近七旬，素患漫肿。愚为调治，余肿虽就愈而身体未复。忽于季春得温病，上焦烦热，病家自剖鲜地骨皮煮汁饮之，稍愈；又饮数次遂滑泻，数日不止，而烦热益甚。

延为诊视，脉浮滑而数，重按无力。病家因病者年高，又素有疾病，惴惴惟恐不愈，而愚毅然许为治愈。

遂治以山药、滑石、白芍、甘草方，山药、滑石皆重用一两。为其表证犹在，加连翘、蝉蜕各三钱（方载三期五卷，名滋阴宣解汤），一剂泻止，烦热亦觉轻。

继用拙拟白虎加人参以山药代粳米汤（方载三期六卷），煎汁一碗，一次止温饮一大口，防其再滑泻也，尽剂而愈。

邻村生员李子咸先生之女，年十四五，感冒风热，遍身疹瘾，烦渴滑泻，又兼喘促，其脉浮数无力。

愚踌躇再四，他药皆不对证，亦重用生山药、滑石，佐以白芍、甘草、连翘、蝉蜕，两剂诸病皆愈。

盖疹瘾最忌滑泻，滑泻则疹毒不能外出，故宜急止之。至连翘、蝉蜕，在此方中不但解表，亦善治疹瘾也。

奉天财政厅科员刘仙舫，年二十五六，于季冬得伤寒，经医者误治，大便滑泻无度，而上焦烦热，精神昏愦，时作谵语，脉象洪数，重按无力。

遂重用生山药两半，滑石一两，生杭芍六钱，甘草三钱，一剂泻止，上焦烦热不退，仍作谵语。

爰用玄参、沙参诸凉润之药清之，仍复滑泻。

再投以前方，一剂泻又止，而上焦之烦热益甚，精神亦益昏愦，毫无知觉。仙舫家营口，此时其家人毕至，皆以为不可复治。

诊其脉，虽不实，仍有根柢，至数虽数，不过六至，知犹可治，遂慨切谓其家人曰："果信服余药，此病尚可为也。"其家人似领悟。

为疏方：用大剂白虎加人参汤，更以生山药一两代粳米，大生地一两代知母，煎汤一大碗，嘱其药须热饮，一次止饮一口，限以六句钟内服完，尽剂而愈。

山药又宜与西药白布圣并用。盖凡补益之药，皆兼有壅滞之性，山药之壅滞，较参、术、芪有差，而脾胃弱者多服、久服亦或有觉壅滞之时。佐以白布圣以运化之，则毫无壅滞，其补益之力乃愈大。

奉天缉私督察处调查员罗荫华，年三十许，虚弱不能饮食，时觉眩晕，步履恒仆，自觉精神常欲涣散，其脉浮数细弱，知仓猝不能治愈。

俾用生怀山药细末一两，煮作粥，调入白布圣五分服之，日两次，半月之后病大轻减，月余痊愈。

沧州兴业布庄刘俊卿之夫人，年五十余，身形瘦弱，廉于饮食，心中怔忡则汗出，甚则作抽掣，若痫风。医治年余，病转加甚。驰书询方，愚为寄方数次，病稍见轻，旋又反复。

后亦俾用生山药末煮粥，调白布圣服之，四十余日病愈，身体健康。

友人朱钵文，滦州博雅士也，尤精于医。其来院中时，曾与论及山药与白布圣同服之功效。后钵文还里，值其孙未周岁失乳，食以牛乳则生热。

钵文俾用山药稠粥，调以白布圣及白糖哺之，数月后其孙比吃乳时转胖。后将其方传至京师，京中用以哺小儿者甚多，皆胖壮无病。

法库万泽东之令堂，自三十余岁时，即患痰喘咳嗽，历三十年百药不效。且年愈高，病亦愈进，至民国十年春，又添发烧、咽干、头汗出、食不下等证。延医诊视，云是痰盛有火，与人参清肺汤加生地、丹皮等味，非特无效，反发热如火，更添泄泻，有不可终日之势。

后忽见《医学衷中参西录》一味薯蓣饮，遂用生怀山药四两，加玄参三钱，煎汤一大碗，分数次徐徐温服，一剂即见效，至三剂病愈强半。

遂改用生怀山药细末一两，煮作粥服之，日两次，间用开胃药，旬余而安，宿病亦大见轻，大约久服宿病亦可除根。

泽东素知医，自此从愚学医。

又万泽东之夫人，大便泄泻数年不愈，亦服山药粥而愈。

按：民纪辛未，内子大病半年，一日垂危，似喘非喘，气短不足以息。自知不起，嘱赶备后事。

二女德清翻阅四期《医学衷中参西录》，见山药各条如是神奇，值家中购有生山药四两，急浓煎一小碗，灌服，过十分钟气息即能接续，诸证亦较轻减。自是每日仍服山药四两，作一日之饮料，接服四阅月，计用生山药五十余斤痊愈。至今体气较未病之前为健。

受业高崇勋谨注

地黄解

鲜地黄性寒，微苦微甘，最善清热、凉血、化瘀血、生新血，治血热妄行吐血、衄血，二便因热下血。其中含有铁质，故晒之蒸之则黑，其生血凉血之力，亦赖所含之铁质也。

干地黄（即药房中生地黄），经日晒干，性凉而不寒，生血脉，益精髓，聪明耳目，治骨蒸劳热，肾虚生热。

熟地黄用鲜地黄和酒，屡次蒸晒而成。其性微温，甘而不苦，为滋阴补肾主药。治阴虚发热，阴虚不纳气作喘，劳瘵咳嗽，肾虚不能漉水，小便短少，积成水肿，以及各脏腑阴分虚损者，熟地黄皆能补之。

地黄之性，入血分不入气分，而冯楚瞻谓其大补肾中元气，论者多訾其说，然亦未可厚非也。

【附案】

癸巳秋，应试都门，曾在一部郎家饮酒。其家有女仆，年三十许，得温病十余日，势至垂危，将舁于外。同坐贾佩卿谓愚知医，主家延为诊视。

其证昼夜泄泻，昏不知人，呼之不应，其脉数至七至，按之即无。

遂用熟地黄二两，生山药、生杭芍各一两，甘草三钱，煎汤一大碗，趁温徐徐灌之，尽剂而愈。

又治邻村泊庄高氏女，资禀素羸弱，得温病五六日，痰喘甚剧，投以《金匮》小青龙加石膏汤，喘顿止。

时届晚八点钟，一夜安稳，至寅时喘复作，精神恍惚，心中怔忡。再诊其脉，如水上浮麻，按之即无，不分至数。

此将脱之候也。急疏方：用熟地黄四两，生山药一两，野台参五钱，而近处药房无野台参并他参亦罄尽，遂单用熟地黄、生山药煎服，一日连进三剂，共用熟地黄十二两，其病竟愈（此证当用三期一卷来复汤，方中重用山萸肉二两，而治此证时其方犹未拟出）。

当时方中若有野台参，功效未必更捷，至病愈之后，救脱之功将专归于野台参矣。

又邻村李边务李媪，年七旬，劳喘甚剧，十年未尝卧寝。

俾每日用熟地煎汤当茶饮之，数日即安卧。

其家人反惧甚，以为如此改常，恐非吉兆，而不知其病之愈也。

又邻村龙潭张媪，年过七旬，孟夏病温，五六日间，身热燥渴，精神昏聩，舌似无苔，而舌皮数处作黑色，干而且缩，脉细数无力。

当此高年，审证论脉，似在不治。踌躇再四，为疏两方：

一方即白虎加人参以山药代粳米汤；一方用熟地黄二两，生山药、枸杞各一两，真阿胶五钱，煎汤后，调入生鸡子黄四枚。

二方各煎汤一大碗，徐徐轮流温服，尽剂而愈。

又奉天省长公署科长侯寿平之哲嗣，年五岁，因服凉泻之药太过，致成慢惊。胃寒吐泻，常常瘈疭，精神昏愦，目睛上泛，有危在顷刻之象。

为处方：用熟地黄二两，生山药一两，干姜、附子、肉桂各二钱，净萸肉、野台参各三钱，煎汤一杯半，徐徐温饮下，吐泻瘈疭皆止，精神亦振，似有烦躁之意。

遂去干姜加生杭芍四钱，再服一剂痊愈。

统观以上诸案，冯氏谓地黄大补肾中元气之说，非尽无凭。盖阴者阳之守，血者气之配，地黄大能滋阴养血，大剂服之，使阴血充足，人身元阳之气，自不至上脱下陷也。

甘草解

甘草性微温，其味至甘，得土气最全。万物由土而生，复归土而化，故能解一切毒性。

甘者主和，故有调和脾胃之功；甘者主缓，故虽补脾胃而实非峻补。炙用则补力较大，是以方书谓胀满证忌之。

若轧末生服，转能通利二便，消胀除满。

若治疮疡亦宜生用，或用生者煎服亦可。

其皮红兼入心，故仲景有甘草泻心汤，用连、芩、半夏以泻心下之痞，即用甘草以保护心主，不为诸药所伤损也。

至白虎汤用之，是借其甘缓之性以缓寒药之侵下；

通脉汤、四逆汤用之，是借其甘缓之性，以缓热药之僭上。

与芍药同用，能育阴、缓中、止疼，仲景有甘草芍药汤；

与干姜同用，能逗留其热力使之绵长，仲景有甘草干姜汤；

与半夏、细辛诸药同用，能解其辛而且麻之味，使归和平。

惟与大戟、芫花、甘遂、海藻相反，余药则皆相宜也。

古方治肺痈初起，有单用粉甘草四两，煮汤饮之者，恒有效验。

愚师其意，对于肺结核之初期，咳嗽吐痰，微带腥臭者，恒用生粉甘草为细末，每服钱半，用金银花三钱煎汤送下，日服三次，屡屡获效。

若肺病已久，或兼吐脓血，可用粉甘草细末三钱，浙贝母、三七细末各钱半，共调和为一日之量，亦用金银花煎汤送下。若觉热者，可再加玄参数钱，煎汤送服。

皮黄者名粉甘草，性平不温，用于解毒清火剂中尤良。

【附案】

己未孟冬，奉天霍乱盛行。官银号总办刘海泉君谓，当拟方登报以救疾苦，愚因拟得两方，登之于报。

一为急救回生丹，用甘草细末一钱，朱砂细末钱半，冰片三分，薄荷冰（亦名薄荷脑）二分，共调匀，作三次服，约多半点钟服一次。

一为卫生防疫宝丹，用甘草细末十两，细辛细末两半，香白芷细末一两，薄荷冰四钱，冰片二钱，水泛为丸，梧桐子大，用朱砂细末三两为衣，每服八十粒，多至一百二十粒。

二方在奉天救人多矣。时桓仁友人袁霖普，为直隶故城县尹，致函问方，遂开两方与之。后来信用急救回生丹，施药二百六十剂，即治愈二百六十人，至第二年其处又有霍乱，袁君复将卫生防疫宝丹方制药六大料，治愈千人。二次袁君将其方传遍近处各县，救人尤多。

二方中皆重用甘草，则甘草之功用可想也。然其所以如此奏效者，亦多赖将甘草轧细生用，未经蜜炙、水煮耳。——诚以暴病传染皆挟有毒气流行，生用则其解毒之力较大，且甘草熟用则补，生用则补中仍有流通之力，故于霍乱相宜也。至于生用能流通之说，可以事实征之。

开原王姓幼童，脾胃虚弱，饮食不能消化，恒吐出。且小便不利，周身漫肿，腹胀大。

用生甘草细末与西药白布圣各等分，每服一钱，日三次，数日吐止便通，肿胀皆消。

又铁岭友人魏紫绂，在通辽镇经理储蓄会。其地多甘草，紫绂日以甘草置茶壶中当茶叶冲水饮之，旬日其大小便皆较勤，遂不敢饮。后与愚觌面，为述其事，且问甘草原有补性，何以通利二便？

答曰："甘草熟用则补，生用则通。以之置茶壶中虽冲以开水，其性未熟，仍与生用相近，故能通也。"

又，门生李子博言，曾有一孺子患腹疼，用暖脐膏贴之，后其贴处溃烂，医者谓多饮甘草水可愈。

复因饮甘草水过多，小便不利，身肿腹胀，再延他医治之，服药无效。

其地近火车站，火车恒装卸甘草，其姊携之拾甘草嚼之，日以为常，其肿胀竟由此而消。

观此，则知甘草生用熟用，其性竟若是悬殊。用甘草者，可不于生熟之间加之意乎？

朱砂解

朱砂味微甘、性凉，生于山麓极深之处，为汞五硫一化合而成。

硫属阳，汞属阴。为其质为阴阳团结，且又性凉、体重，故能养精神、安魂魄、镇惊悸、熄肝风。

为其色赤入心，能清心热，使不耗血，故能治心虚怔忡及不眠。

为其原质硫汞，皆能消除毒菌，故能治暴病传染、霍乱吐泻。

为其色赤为纯阳之色，故能驱除邪祟不祥。

为其含汞质甚多，重坠下行，且色赤能入肾，导引肾气上达于心，则阴阳调和，水火既济。

目得水火之精气以养其瞳子，故能明目。

外用之，又能敷疮疡疥癞诸毒，亦借其原质为硫汞化合之力也。

邹润安曰：凡药所以致生气于病中，化病气为生气也。凡用药取其禀赋之偏，以救人阴阳之偏胜也。是故药物之性，未有不偏者。徐洄溪曰：药之用，或取其气，或取其味，或取其色，或取其形，或取其质，或取其性情，或取其所生之时，或取其所成之地。——愚谓，丹砂则取其质与气与色为用者也。

质之刚是阳，内含汞则阴；气之寒是阴，色纯赤则阳，故其义为阳抱阴，阴承阳，禀自先天，不假作为。

人之有生以前，两精相搏即有神，神依于精乃有气，有气而后有生，有生而后，知识具以成其魂，鉴别昭以成其魄。

故凡精气失其所养，则魂魄遂不安，欲养之、安之，则舍阴阳紧相抱持，密相承接之丹砂又奚取乎？

然谓主身体五脏百病，养精神，安魂魄，益气明目何也？夫固以气寒，非温煦生生之具，故仅能于身体五脏百病中，养精神、安魂魄、益气明目耳。

若身体五脏百病中，其不必养精神、安魂魄、益气明目者，则不必用丹砂也。

血脉不通者，水中之火不继续也；烦满消渴者，火中之水失滋泽也。中恶、腹痛，阴阳不相保抱，邪得乘间以入；毒气、疥癞、诸疮，阳不畜阴而反灼阴得。惟药之阳抱阴、阴涵阳者治之，斯阳不为阴贼，阴不为阳累，诸疾均可已矣。

　　按：此为邹氏释《本经》之文，可谓精细入微矣。

　　壬寅秋月，霍乱流行。友人毛仙阁之侄，受此证至垂危，衣冠既毕，舁之床上。

　　仙阁见其仍有微息，遂研朱砂钱许，和童便灌之，其病由此竟愈。

　　又一女子受此病至垂危，医者辞不治，时愚充教员于其处，求为诊治，亦用药无效。

　　适有摇铃卖药者，言能治此证，亦单重用朱砂钱许，治之而愈。愚从此知朱砂善化霍乱之毒菌。

　　至己未在奉天拟得急救回生丹、卫生防疫宝丹两方，皆重用朱砂，治愈斯岁之患霍乱者不胜纪，传之他省，亦救人甚伙，可征朱砂之功效神奇矣。

　　然须用天产朱砂方效，若人工所造朱砂（色紫成大块、作锭形者，为人工所造朱砂），止可作颜料用，不堪入药。

　　鸦胆子解（俗名鸭蛋子，即苦参所结之子）
　　鸦胆子味极苦，性凉，为凉血解毒之要药。
　　善治热性赤痢（赤痢间有凉者），二便因热下血。

最能清血分之热及肠中之热，防腐生肌，诚有奇效。

愚生平用此药治愈至险之赤痢不胜纪。用时去皮，每服二十五粒，极多至五十粒，白糖水送下。此物囫囵吞服，去皮时仁有破者，去之勿服，服之恐作呕吐。

按：鸦胆子诸家未言治疮、解毒，而愚用之以治梅毒及花柳毒淋皆有效验，捣烂醋调敷疔毒，效验异常，洵良药也。

受业张方舆按：鸦蛋子又善治疣，疣即俗所谓瘊子也。以鸭蛋子去皮，取白仁之成实者，杵为末，以烧酒和涂少许，小作疮即愈。

予面部生疣，以他法治愈，次年复发，凡三四年后，求治于寿师，师告以此方，按法涂之，二日患处烧烂如莲子大一块，并不觉痛，旋结痂而愈，永不复发。

龙骨解（附：龙齿）

龙骨味淡，微辛，性平，质最黏涩，具有翕收之力（以舌舐之即吸舌不脱，有翕收之力可知），故能收敛元气、镇安精神、固涩滑脱。凡心中怔忡，多汗淋漓，吐血、衄血，二便下血，遗精白浊，大便滑泻，小便不禁，女子崩带，皆能治之。

其性又善利痰，治肺中痰饮咳嗽，咳逆上气。

其味微辛，收敛之中仍有开通之力。故《本经》谓其主泻利脓血，女子漏下，而又主癥瘕坚结也。

龙齿与龙骨性相近，而又饶镇降之力。故《本经》谓主小儿、大人惊痫，癫疾狂走，心下结气，不能喘息也。

龙之为物，历载于上古、中古各书，原可确信其有也。而西人则谓天地间决无此物，所谓龙骨者，乃山矿中之石类。诚如西人之说，则药肆所鬻之龙骨，何以宛有骨节，且有齿与角乎？愚尝与内炼诸道友谈及，而道友之内炼功深者，则谓两眉之间恒自见有阳光外现作金色，仿佛若龙。

愚乃恍然悟会，古人所谓尸居龙见者，即此谓也。并悟天地间之所谓龙，原系天地间元阳之气，禀有元阳之灵，即有时得诸目睹，无非元阳之光外现也。然其光有象无质（此《易》所谓，在天成象），故龙之飞腾变化，莫可端倪。

此《易》之乾卦论纯阳之天德，而取象于龙，使龙实有体质，仍藐然一物耳，岂可以仿天德哉？然气化之妙用，恒阴阳互相应求，龙之飞也，太空之阴云应之，与之化合而成雨；龙之潜也，地下之阴气应之，与之化合而成形（此《易》所谓，在地成形），所成之形名为龙骨，实乃龙身之模范也。

迨阳气萌动上升，龙之元阳乘时飞去，而其化合所成之形质仍留地中，于是取以入药，具有翕收之力。凡人身阴阳将离，气血滑脱，神魂浮越之证，皆能愈之。以其原为真阴真阳之气化合而成，所以能使人身之阴阳互根，气血相恋，神魂安泰而不飞越也。如谓系他物之骨，久埋地中，得山陇之气化而为石性，若石蟹、石燕者，然而天地间何物之骨，有若是之巨者哉？

徐灵胎曰：龙得天地元阳之气以生，藏时多，见时少，其性至动而能静，故其骨最黏涩，能收敛正气，凡心神耗散、肠胃滑脱之疾皆能已之。且敛正气而不敛邪气，所以仲景于伤寒之邪气未尽者亦用之。

上所录徐氏议论极精微，所谓敛正气而不敛邪气，外感未尽亦可用之者，若仲景之柴胡加龙骨牡蛎汤、桂枝甘草龙骨牡蛎汤诸方是也。愚于伤寒、温病，热实脉虚，心中怔忡，精神骚扰者，恒龙骨与萸肉、生石膏并用，即可随手奏效（有案载萸肉条下可参观）。

至其谓龙为元阳之气所生，愚因之则别有会心，天地有元阳，人身亦有元阳，气海中之元气是也。此元气在太极为未判阴阳，包括为先天生生之气即无极也。由此阳气上升而生心，阳气下降而生肾，阴阳判而两仪立矣。

心，阳也，而中藏血液；肾，阴也，而中藏相火。阴中有阳，阳中有阴，而四象成矣。龙为天地之元阳所生，是以元气将涣散者，重用龙骨即能敛住，此同气感应之妙用也。

　　且元气之脱，多由肝经（肝系下与气海相连，故元气之上脱者必由肝经），因肝主疏泄也。夫肝之取象为青龙，亦与龙骨为同气，是以龙骨之性，既能入气海以固元气，更能入肝经以防其疏泄元气，此乃天生妙药，是以《本经》列之上品也。

　　且为其能入肝，敛戢肝木，愚于忽然中风肢体不遂之证，其脉甚弦硬者，知系肝火肝风内动，恒用龙骨同牡蛎加于所服药中以敛戢之，至脉象柔和其病自愈。三期七卷有镇肝熄火汤，五期三卷有建瓴汤，皆重用龙骨，方后皆有验案可参观。

　　陈修园曰：痰，水也，随火而上升，龙属阳而潜于海，能引逆上之火、泛滥之水下归其宅，若与牡蛎同用，为治痰之神品。今人止知其性涩以收脱，何其浅也！

　　王洪绪谓：龙骨宜悬于井中，经宿而后用之。观此，可知龙骨不宜煅用也。愚用龙骨约皆生用，惟治女子血崩，或将流产，至极危时恒用煅者，取其涩力稍胜，以收一时之功也。

牡蛎解

　　牡蛎味咸而涩，性微凉，能软坚化痰，善消瘰疬，止呃逆，固精，治女子崩带。

《本经》谓其主温疟者，因温疟但在足少阳，故不与太阳相并为寒，但与阳明相并为热（此理参观五期一卷少阳为游部论始明）。牡蛎之生，背西向东，为足少阳对宫之药，有自然感应之理，故能入其经而祛其外来之邪。

主惊恚怒气者，因惊则由于胆，怒则由于肝，牡蛎咸寒属水，以水滋木，则肝胆自得其养。且其性善收敛有保合之力，则胆得其助而惊恐自除，其质类金石有镇安之力，则肝得其平而恚怒自息矣。

至于筋，原属肝，肝不病而筋之或拘或缓者自愈，故《本经》又谓其除拘缓也。

牡蛎所消之瘰疬，即《本经》所谓鼠瘘。《本经》载之，尽人皆能知之，而其所以能消鼠瘘者，非因其咸能软坚也。盖牡蛎之原质，为碳酸钙化合而成，其中含有沃度（亦名海碘），沃度者，善消瘤赘瘰疬之药也。《处方编》中"消瘰丸"下附有验案，可参观。

方书谓牡蛎左顾者佳，然左顾右顾辨之颇难，因此物乃海中水气结成，亿万相连，或覆或仰，积聚如山，古人谓之蚝山（蚝即牡蛎）。覆而生者，其背凸，仍覆置之，视其头向左回者为左顾，仰而生者其背凹，仍仰置之，其头亦向左回者为左顾，若不先辨其覆与仰，何以辨其左顾右顾乎？然以愚意测之，若瘰疬在左边者用左顾者佳，若瘰疬在右边者，左顾者亦未必胜于右顾者也。

牡蛎若作丸散，亦可煅用，因煅之则其质稍软，与脾胃相宜也。然宜存性，不可过煅，若入汤剂仍以不煅为佳。

【附案】

一少年，项侧起一瘰疬，大如茄，上连耳，下至缺盆，求医治疗，言服药百剂，亦不能保其必愈，而其人家贫佣工，为人耘田，不惟无钱买如许多药，即服之亦不暇。

然其人甚强壮，饮食甚多，俾于每日三餐之时，先用饭汤送服煅牡蛎细末七八钱，一月之间消无芥蒂。

然此惟身体强壮，且善饭者，可如此单服牡蛎，若脾胃稍弱者，即宜佐以健补脾胃之药，不然恐瘰疬未愈，而脾胃先伤，转致成他病也。

石决明解

石决明味微咸，性微凉，为凉肝、镇肝之要药。

肝开窍于目，是以其性善明目，研细水飞作敷药，能除目外障，作丸散内服，能消目内障（消内障丸散优于汤剂）。

为其能凉肝，兼能镇肝，故善治脑中充血作疼、作眩晕，因此证多系肝气、肝火挟血上冲也。是以愚治脑充血证，恒重用之至两许。

其性又善利小便、通五淋，盖肝主疏泄，为肾行气，用决明以凉之、镇之，俾肝气、肝火不妄动，自能下行；肾气不失疏泄之常，则小便之难者自利，五淋之涩者自通矣。

此物乃鳆甲也，状如蛤，单片附石而生，其边有孔如豌豆，七孔、九孔者佳，宜生研作粉用之，不宜煅用。

玄参解

玄参色黑，味甘微苦，性凉多液，原为清补肾经之药。

中心空而色白（此其本色，药房多以黑豆皮水染之，则不见其白矣），故又能入肺以清肺家燥热，解毒消火，最宜于肺病结核、肺热咳嗽。

《本经》谓其治产乳余疾，因其性凉而不寒，又善滋阴，且兼有补性（凡名参者皆含有补性），故产后血虚生热及产后寒温诸证，热入阳明者用之最宜。

愚生平治产后外感实热，其重者用白虎加人参汤，以玄参代方中知母。其轻者用拙拟滋阴清胃汤（方载三期八卷，系玄参两半，当归三钱，生杭芍四钱，茅根二钱，甘草钱半），亦可治愈。诚以产后忌用凉药，而既有外感实热，又不得不以凉药清之，惟石膏与玄参，《本经》皆明载治产乳，故敢放胆用之。然用石膏又必加人参以辅之，又不敢与知母并用；至滋阴清胃汤中重用玄参，亦必以四物汤中归、芍辅之，此所谓小心、放胆，并行不悖也。

《本经》又谓，玄参能明目，诚以肝开窍于目，玄参能益水以滋肝木，故能明目，且目之所以能视者，在瞳子中神水充足，神水固肾之精华外现者也。以玄参与柏实、枸杞并用，以治肝肾虚而生热，视物不了了者，恒有捷效也。

又外感大热已退，其人真阴亏损，舌干无津，胃液消耗，口苦懒食者，愚恒用玄参两许，加潞党参二三钱，连服数剂自愈。

当归解

当归味甘、微辛，气香，液浓，性温，为生血、活血之主药，而又能宣通气分，使气血各有所归，故名当归。

其力能升（因其气厚而温）、能降（因其味厚而辛），内润脏腑（因其液浓而甘），外达肌表（因其味辛而温）。

能润肺金之燥，故《本经》谓其主咳逆上气。

能缓肝木之急，故《金匮》当归芍药散，治妇人腹中诸疼痛。

能补益脾血，使人肌肤华泽。

生新兼能化瘀，故能治周身麻痹、肢体疼痛、疮疡肿疼。

活血兼能止血，故能治吐血衄血（须用醋炒取其能降也），二便下血（须用酒炒取其能升也）。

润大便兼能利小便，举凡血虚血枯、阴分亏损之证，皆宜用之。

惟虚劳多汗、大便滑泻者，皆禁用。

受业孙静明按： 凡治痢疾于消导化滞药中，加当归一二钱，大便时必觉通畅。此足证当归润大便之功效也。

当归之性虽温，而血虚有热者，亦可用之。因其能生血即能滋阴，能滋阴即能退热也。

其表散之力虽微，而颇善祛风。因风着人体恒致血痹，血活痹开，而风自去也。至于女子产后受风发搐，尤宜重用当归。因产后之发搐，半由于受风，半由于血虚（血虚不能荣筋）。当归既能活血以祛风，又能生血以补虚。是以愚治此等证，恒重用当归一两，少加散风之品以佐之，即能随手奏效。

【附案】

一少妇，身体羸弱，月信一次少于一次，浸至只来少许，询问治法。

时愚初习医，未敢疏方，俾每日单用当归八钱煮汁饮之，至期所来经水遂如常，由此可知当归生血之效也。

一人年四十余，得溺血证，自用当归一两，酒煮，饮之而愈。

后病又反复，再用原方不效，求为诊治，愚俾单用去皮鸦胆子五十粒，冰糖化水送下而愈。

后其病又反复，再服鸦胆子方两次无效，仍用酒煮当归，饮之而愈。

夫人犹其人，证犹其证，从前治愈之方，后用之有效有不效者，或因血证之前后凉热不同也。然即此亦可知当归之能止下血矣。

《医学衷中参西录》第四期第三卷

芍药解

芍药味苦，微酸，性凉多液（单煮之其汁甚浓），善滋阴养血，退热除烦。

能收敛上焦浮越之热下行，自小便泻出，为阴虚有热、小便不利者之要药。

为其味酸，故能入肝以生肝血。

为其味苦，故能入胆而益胆汁。

为其味酸而兼苦，且又性凉，又善泻肝胆之热，以除痢疾后重（痢后重者，皆因肝胆之火下迫），疗目疾肿疼（肝开窍于目）。

与当归、地黄同用，则生新血。

与桃仁、红花同用，则消瘀血。

与甘草同用，则调和气血，善治腹疼。

与竹茹同用，则善止吐衄。

与附子同用，则翕收元阳、下归宅窟。

惟力近和缓，必重用之始能建功。

芍药原有白、赤二种，以白者为良，故方书多用白芍。

至于化瘀血，赤者较优，故治疮疡者多用之，为其能化毒热之瘀血不使溃脓也。

白芍出于南方，杭州产者最佳，其色白而微红，其皮则红色又微重。为其色红白相兼，故调和气血之力独优。

赤芍出于北方关东三者，各山皆有，肉红皮赤，其质甚粗，若野草之根，故张隐庵、陈修园皆疑其非芍药花根。愚向亦疑之，至奉后因得目睹，疑团方释，特其花叶皆小，且花皆单瓣，其花或粉红、或紫色。然无论何色，其根之色皆相同。

【附案】

一童子年十五六岁，于季春得温病。经医调治，八九日间大热已退，而心犹发热，怔忡莫支，小便不利，大便滑泻，脉象虚数。

仍似外邪未净。为疏方：用生杭芍二两，炙甘草一两半，煎汤一大碗，徐徐温饮下，尽剂而愈。

夫《本经》谓芍药益气，元素谓其止泻利，即此案观之，洵不误也。

然必以炙草辅之，其功效乃益显。

按：此证原宜用拙拟滋阴清燥汤，原有芍药六钱，甘草三钱，又加生怀山药、滑石各一两，而当时其方犹未拟出，但投以芍药、甘草，幸亦随手奏效。

二方之中，其甘草一生用、一炙用者，因一则少用之以为辅佐品，借以调和药之性味，是以生用；一则多用之至两半，借其补益之力以止滑泻，是以炙用，且《伤寒论》原有芍药甘草汤为育阴之妙品，方中芍药、甘草各四两，其甘草亦系炙用也。

邻村黄龙井周宝和，年二十余，得温病，医者用药清解之，旬日其热不退。诊其脉：左大于右者一倍，按之且有力。

夫寒温之热传入阳明，其脉皆右大于左，以阳明之脉在右也。即传入少阳厥阴，其脉亦右大于左，因既挟有外感实热，纵兼他经，仍以阳明为主也。此证独左大于右，乃温病之变证，遂投以小剂白虎汤（方中生石膏只用五钱），重加生杭芍两半，煎汤两茶杯顿饮之，须臾小便一次甚多，病若失。

邻村霍氏妇，周身漫肿，腹胀，小便不利，医者治以五皮饮不效。其脉数而有力，心中常觉发热。

知其阴分亏损，阳分又偏盛也。为疏方：用生杭芍两半，玄参、滑石、地肤子、甘草各三钱，煎服一剂即见效验，后即方略为加减，连服数剂痊愈。

奉天大西关陈某，年四十余，自正月中旬，觉心中发热，懒食。延至暮春，其热益甚，常常腹疼，时或泄泻，其脉右部弦硬异常，按之甚实，舌苔微黄。

知系外感伏邪，因春萌动，传入胃腑，久而化热，而肝木复乘时令之旺以侮克胃土，是以腹疼且泄泻也。

其脉象不为洪实而现弦硬之象者，因胃土受侮，亦从肝木之化也。

为疏方：用生杭芍、生怀山药、滑石、玄参各一两，甘草、连翘各三钱，煎服一剂，热与腹疼皆愈强半，可以进食。

自服药后大便犹下两次，诊其脉象已近和平，遂将方中芍药、滑石、玄参各减半，又服一剂痊愈。

奉天宪兵营陈连长夫人，年二十余，于季春得温病，四五日间延为诊治。其证表里俱热，脉象左右皆洪实，腹中时时切疼，大便日下两三次，舌苔厚而微黄。

知外感邪热已入阳明之府，而肝胆乘时令木气之旺，又挟实热以侮克中土，故腹疼而又大便勤也。

亦投以前方，加鲜茅根三钱，一剂腹疼便泻即止，又服一剂痊愈。

观此二案，《伤寒论》诸方，腹痛皆加芍药，不待疏解而自明也。

至于茅根入药，必须鲜者方效，若无鲜者可不用。

一妇人年三十许，因阴虚小便不利，积成水肿甚剧，大便亦旬日不通。

一老医投以八正散不效，友人高夷清为出方，用生白芍六两，煎汤两大碗，再用生阿胶二两融化其中，俾病人尽量饮之，老医甚为骇疑，夷清力主服之，尽剂而二便皆通，肿亦顿消。

后老医与愚睹面为述其事，且问此等药何以能治此等病？

答曰："此必阴虚不能化阳，以致二便闭塞，白芍善利小便，阿胶能滑大便，二药并用又大能滋补真阴，使阴分充足以化其下焦偏盛之阳，则二便自能利也。"

长子荫潮，治一水肿证，其人年六旬，二便皆不通利，心中满闷，时或烦躁。

知其阴虚，积有内热，又兼气分不舒也。

投以生白芍三两，橘红、柴胡各三钱，一剂二便皆通。继服滋阴理气少加利小便之药痊愈。

芎䓖解

芎䓖味辛，微苦，微甘，气香窜，性温。温窜相并，其力上升、下降、外达、内透无所不至。

故诸家本草，多谓其能走泄真气，然无论何药，皆有益有弊，亦视用之何如耳。其特长在能引人身清轻之气上至于脑，治脑为风袭头疼，脑为浮热上冲头疼，脑部充血头疼。

其温窜之力，又能通活气血，治周身拘挛，女子月闭无子。

虽系走窜之品，为其味微甘且含有津液，用之佐使得宜，亦能生血。

或问：芎䓖治脑为风袭头疼，以其有表散之力也；治浮热上冲头疼，因其能引凉药之力至脑以清热也，二证用芎䓖宜矣，至脑部充血头疼而治以芎䓖，不益引血上行乎？岂为其微苦而有降血下行之力乎？

答曰：此理之精微可即化学明之，天地间诸气相并，惟氢气居最上一层，观氢气球在空气之中能自上升是也。人之脑中原多氢气，有时氢气缺乏，诸重浊之气即可乘脑部之空虚而上干，而上行养脑之血，或即因之而逾其常度，此脑充血之所由来也。

芎䓖能引脏腑之氢气上达脑部，自能排挤重浊之气下降，而脑部之充血亦即可因之下降，犹无论何气，在氢气中自下沉也，此其所以治脑部充血头疼也。

然愚治脑部充血头疼，另有妙方，不必重用芎䓖也。牛膝条下附载治愈之案，可参观。

四物汤中用芎䓖，所以行地黄之滞也。所以治清阳下陷时作寒热也。若其人阴虚火升，头上时汗出者，芎劳即不宜用。

【附案】

友人郭省三夫人，产后头疼，或与一方当归、芎劳各一两煎服即愈。

此盖产后血虚兼受风也。

愚生平用芎劳治头疼不过二三钱。

曾治一人年三十余，头疼数年，服药或愈，仍然反复。其脉弦而有力，左关尤甚。

知其肝血亏损，肝火炽盛也。

投以熟地、柏实各一两，生龙骨、生牡蛎、龙胆草、生杭芍、枸杞各四钱，甘草、芎劳各二钱，一剂疼止，又服数剂永不反复。

又治一人，因脑为风袭头疼，用芎劳、菊花各三钱，煎汤服之立愈。

大黄解

大黄味苦，气香，性凉，能入血分，破一切瘀血。

为其气香，故兼入气分，少用之亦能调气，治气郁作疼。

其力沉而不浮，以攻决为用，下一切癥瘕积聚。

能开心下热痰以愈疯狂，降肠胃热实以通燥结，其香窜透窍之力又兼利小便（大黄之色服后人小便，其利小便可知）。

性虽趋下而又善清在上之热，故目疼齿疼，用之皆为要药。

又善解疮疡热毒，以治疗毒尤为特效之药（疗毒甚剧，他药不效者，当重用大黄以通其大便自愈）。

其性能降胃热，并能引胃气下行，故善止吐衄，仲景治吐血、衄血有泻心汤，大黄与黄连、黄芩并用。

《本经》谓其能"推陈致新"，因有黄良之名。仲景治血痹虚劳，有大黄䗪虫丸，有百劳丸，方中皆用大黄，是真能深悟"推陈致新"之旨者也。

按:《金匮》泻心汤，诚为治吐血、衄血良方，惟脉象有实热者宜之。

若脉象微似有热者，愚恒用大黄三钱，煎汤送服赤石脂细末四五钱。

若脉象分毫无热，且心中不觉热者，愚恒用大黄细末、肉桂细末各六七分，用开水送服即愈。

凡气味俱厚之药，皆忌久煎，而大黄尤甚，且其质经水泡即软，煎一两沸药力皆出，与他药同煎宜后入，若单用之开水浸服即可，若轧作散服之，一钱之力可抵煎汤者四钱。

大黄之力虽猛，然有病则病当之，恒有多用不妨者。是以治癫狂其脉实者，可用至二两；治疗毒之毒热甚盛者，亦可用至两许。盖用药以胜病为准，不如此则不能胜病，不得不放胆多用也。

【附案】

愚在籍时，曾至邻县海丰治病。其地有程子河为黄河入海故道，海中之船恒泊其处。其地有杨氏少妇，得奇疾，赤身卧帐中，其背肿热，若有一缕着身，即觉热不能忍，百药无效。

后有乘船自南来赴北闱乡试者，精通医术，延为诊视。言系阳毒，俾用大黄十斤，煎汤十碗，放量饮之，数日饮尽，竟霍然痊愈。为其事至奇，故附记之。

受业高崇勋按：大黄为治疗毒特效药，见五期七卷论治疗宜重用大黄，其方业经同学遵用，取效颇捷。

朴硝、硝石解

朴硝味咸，微苦，性寒，禀天地寒水之气以结晶。

水能胜火，寒能胜热，为心火炽盛有实热者之要药。疗心热生痰，精神迷乱，五心潮热，烦躁不眠。

且咸能软坚，其性又善消，故能通大便燥结，化一切瘀滞。

咸入血分，故又善消瘀血，治妊妇胎殇未下。

外用化水点眼，或煎汤熏洗，能明目消翳，愈目疾红肿。

《本经》谓炼服可以养生，所谓炼者，如法制为玄明粉，则其性尤良也。然今时之玄明粉，鲜有如法炼制者，凡药房中所鬻之玄明粉，多系风化朴硝，其性与朴硝无异。

【附案】

一少年女子，得疯疾癫狂甚剧，屡次用药皆未能灌下。后为设方，单用朴硝当盐，加于菜蔬中服之，病人不知，月余痊愈，因将其方载于《医学衷中参西录》。

后法库门生万泽东治一少女疯狂，强灌以药，竟将药碗咬破，仍未灌下。泽东素阅《医学衷中参西录》，知此方，遂用朴硝和鲜菜菔作汤，令病人食之，数日痊愈。

奉天清丈局科员刘敷陈，年四十余，得结证，饮食行至下脘，复转而吐出，无论服何药亦如兹，且其处时时切疼，上下不通者已旬日矣。

俾用朴硝六两，与鲜菜菔片同煮，至菜菔烂熟捞出，又添生片再煮，换至六七次，约用菜菔七八斤，将朴硝咸味借莱菔提之将尽，余浓汁四茶杯，每次温饮一杯，两点钟一次，饮至三次，其结已开，大便通下。

其女公子时患痢疾，俾饮其余，痢疾亦愈。

奉天财政厅科长于允恭夫人，年近五旬，因心热生痰，痰火瘀滞，烦躁不眠，五心潮热，其脉象洪实。

遂用朴硝和炒熟麦面炼蜜为丸，三钱重，每丸中约有朴硝一钱，早晚各服一丸，半月痊愈。

盖人多思虑则心热气结，其津液亦恒随气结于心下，经心火灼炼而为热痰。朴硝咸且寒，原为心经对宫之药，其咸也属水，力能胜火，而又寒能胜热，且其性善消，又能开结，故以治心热有痰者最宜。

至于必同麦面为丸者，以麦为心谷，心脏有病以朴硝泻之，即以麦面补之，补破相济为用，则药性归于和平，而后可久服也。

硝石即焰硝，俗名火硝。味辛微咸，性与朴硝相近，其寒凉之力逊于朴硝，而消化之力胜于朴硝，若与皂矾同用，善治内伤黄疸，消胆中结石、膀胱中结石（即石淋）及钩虫病（钩虫及胆石病，皆能令人成黄疸）。处方编中有审定《金匮》硝石矾石散方，可参观。

厚朴解

厚朴味苦辛，性温，治胃气上逆，恶心呕哕，胃气郁结胀满疼痛，为温中下气之要药。

为其性温味又兼辛，其力不但下行，又能上升外达，故《本经》谓其主中风、伤寒、头疼。

《金匮》厚朴麻黄汤，用治咳而脉浮。

与橘、夏并用，善除湿满。

与姜、术并用，善开寒痰凝结。

与硝、黄并用，善通大便燥结。

与乌药并用，善治小便因寒白浊。

味之辛者属金，又能入肺以治外感咳逆。

且金能制木，又能入肝，平肝木之横恣以愈胁下掀疼。

其色紫而含有油质，故兼入血分。甄权谓其破宿血，古方治月闭亦有单用之者。诸家多谓其误服能脱元气，独叶香岩谓"多用则破气，少用则通阳"，诚为确当之论。

【附案】

一少妇因服寒凉开胃之药太过，致胃阳伤损，饮食不化，寒痰瘀于上焦，常常短气。

治以苓桂术甘汤加干姜四钱、厚朴二钱，嘱其服后若不觉温暖，可徐徐将干姜加重。后数月见其家人，言干姜加至一两二钱，厚朴加至八钱，病始脱然。

问何以并将厚朴加重，谓"初但将干姜加重则服之觉闷，后将厚朴渐加重至八钱，始服之不觉闷，而寒痰亦从此开豁矣"。

由是观之，元素谓：寒胀之病，于大热药中兼用厚朴，为"结者散之"之神药，诚不误也。

愚二十余岁时，于仲秋之月，每至申酉时腹中作胀。后于将作胀时，但嚼服厚朴六七分许，如此两日，胀遂不作。

盖以秋金收令太过，致腹中气化不舒，申酉又是金时，是以至其时作胀耳。服厚朴辛以散之，温以通之，且能升降其气化，是以愈耳。

愚治冲气上冲，并挟痰涎上逆之证，皆重用龙骨、牡蛎、半夏、赭石诸药以降之、镇之、敛之，而必少用厚朴以宣通之，则冲气、痰涎下降，而中气仍然升降自若无滞碍。

麻黄解

麻黄味微苦，性温，为发汗之主药。于全身之脏腑经络，莫不透达，而又以逐发太阳风寒为其主治之大纲。

故《本经》谓其主中风、伤寒、头痛诸证；又谓其主咳逆上气者，以其善搜肺风，兼能泻肺定喘也。

谓其破癥瘕积聚者，以其能透出皮肤毛孔之外，又能深入积痰凝血之中，而消坚化瘀之药可偕之以奏效也。

且其性善利小便，不但走太阳之经，兼能入太阳之府，更能由太阳而及于少阴（是以伤寒少阴病用之）；并能治疮疽白硬、阴毒结而不消。

太阳为周身之外廓。外廓者，皮毛也，肺亦主之。风寒袭人，不但入太阳，必兼入手太阴肺经，恒有咳嗽微喘之证。麻黄兼入手太阴，为逐寒搜风之要药，是以能发太阳之汗者不仅麻黄，而《伤寒论》治太阳伤寒无汗，独用麻黄汤者，治足经而兼顾手经也。

凡利小便之药，其中空者多兼能发汗，木通、萹蓄之类是也。发汗之药，其中空者多兼能利小便，麻黄、柴胡之类是也。——伤寒太阳经病，恒兼入太阳之府（膀胱），致留连多日不解。麻黄治在经之邪，而在府之邪亦兼能治之。盖在经之邪由汗而解，而在腑之邪亦可由小便而解，彼后世自作聪明，恒用他药以代麻黄者，于此义盖未之审也。

受风水肿之证，《金匮》治以越婢汤，其方以麻黄为主，取其能祛风兼能利小便也。愚平素临证用其方，服药后果能得汗，其小便即顿能利下，而肿亦遂消。特是其方因麻黄与石膏并用，石膏之力原足以监制麻黄，恒有服之不得汗者，今变通其方，于服越婢汤之前，先用白糖水送服西药阿斯必林一瓦半，必能出汗，趁其正出汗时，将越婢汤服下，其汗出必益多，小便亦遂通下。

东人三浦博士，用麻黄十瓦，煎成水一百瓦，为一日之量，分三次服下，治慢性肾炎小便不利及肾脏萎缩小便不利，用之有效、有不效，以其证之凉热虚实不同，不知用他药佐之以尽麻黄之长也。试观《金匮·水气门》越婢汤，麻黄辅以石膏，因其脉浮有热也（脉浮故系有风，实亦有热）；麻黄附子汤辅以附子，因其脉沉而寒也。通变化裁，息息与病机相符，是真善用麻黄者矣。

邹润安曰：麻黄之实，中黑外赤，其茎宛似脉络骨节，中央赤外黄白（节上微有白皮）。实者先天，茎者后天。先天者，物之性，其义为由肾及心；后天者，物之用，其义为由心及脾胃。由肾及心，所谓肾主五液，入心为汗也；由心及脾胃，所以分布心阳，外至骨节肌肉皮毛，使其间留滞无不倾囊出也。故载此物之地，冬不积雪，为其能伸阳气于至阴之中，不为盛寒所遏耳。

古方中有麻黄，皆先将麻黄煮数沸吹去浮沫，然后纳他药。盖以其所浮之沫发性过烈，去之所以使其性归和平也。

麻黄带节发汗之力稍弱，去节则发汗之力较强，今时用者大抵皆不去节。至其根则纯系止汗之品。本是一物，而其根茎之性若是迥殊。非经细心实验，何以知之？

陆九芝谓：麻黄用数分，即可发汗，此以治南方之人则可，非所论于北方也。盖南方气暖，其人肌肤薄弱，汗最易出，故南方有麻黄不过钱之语；北方若至塞外，气候寒冷，其人之肌肤强厚，若更为出外劳碌，不避风霜之人，又当严寒之候，恒用至七八钱始能汗者。夫用药之道，贵因时、因地、因人，活泼斟酌以胜病为主，不可拘于成见也。

柴胡解

柴胡味微苦，性平，禀少阳生发之气。

其气于时为春，五行为木，故柴胡为足少阳主药，而兼治足厥阴。肝气不舒畅者，此能舒之；胆火甚炽盛者，此能散之；至外感在少阳者，又能助其枢转以透膈升出之。故《本经》谓其主寒热。寒热者，少阳外感之邪也。

又谓其主心腹肠胃中结气，饮食积聚。诚以五行之理，木能疏土，为柴胡善达少阳之木气，则少阳之气自能疏通胃土之郁，而其结气、饮食积聚自消化也。

《本经》柴胡主寒热，山茱萸亦主寒热。柴胡所主之寒热，为少阳外感之邪，若伤寒、疟疾是也，故宜用柴胡和解之；山萸肉所主之寒热，为厥阴内伤之寒热，若肝脏虚极忽寒忽热，汗出欲脱是也，故宜用山萸肉补敛之。二证之寒热虽同，而其病因判若天渊，临证者当细审之，用药慎勿误投也。

忆甲戌年，有王凤卜者，德州人，作商津门，病寒热。医者不知其为肝虚之寒热也，以为少阳伤寒，以柴胡、枳实等药投之。服后约半小时，忽全身颤抖不止，怔忡烦乱。

余延余治，余持其脉，则手振颤不能循按。问："何以遽尔致此？"曰："因服药使然。"索方视之，曰："此必其肝阴素虚者也。更用柴胡、枳实劫肝散气，祸不旋踵矣。"因忆寿师之言，乃急取生杭萸肉一两，煎汤送服朱砂细末五分而安。用柴胡者，不可不注意也。

受业张方舆谨注

柴胡非发汗之药，而多用之亦能出汗。小柴胡汤多用之至八两，按今时分量计之，且三分之（古方一煎三服，故可三分），一剂可得八钱。小柴胡汤中如此多用柴胡者，欲借柴胡之力升提少阳之邪，以透膈、上出也。然多用之又恐其旁行发汗，则上升之力不专，小柴胡汤之去渣重煎，所以减其发汗之力也。

或疑小柴胡汤既非发汗之药，何以《伤寒论》

百四十九节服柴胡汤后有汗出而解之语？不知此节文义，原为误下之后服小柴胡汤者说法。夫小柴胡汤系和解之剂，原非发汗之剂，特以误下之后，胁下所聚外感之邪，兼散漫于手少阳三焦，因少阳为游部，手足少阳原相贯彻也。此时仍投以小柴胡和解之，则邪之散漫于三焦者，遂可由手少阳外达之经络，作汗而解。而其留于胁下者，亦与之同气相求，借径于手少阳而汗解，故于"发热汗出"上，特加一"却"字，言非发其汗而却由汗解也。然足少阳之由汗解原非正路，乃其服小柴胡汤后，胁下之邪欲上升透膈，因下后气虚不能助之透过，而其邪之散漫于手少阳者，且又以同类相招，遂于蓄极之时而开旁通之路，此际几有正气不能胜邪气之势。故必先蒸蒸而振，大有邪正相争之象，而后发热汗出而解，此即所谓战而后汗也。观下后服柴胡汤者，其出汗若是之难，则足少阳之病由汗解，原非路益可知也。

是以愚生平临证，于壮实之人用小柴胡汤时，恒减去人参；而于经医误下之后者，若用小柴胡汤必用人参以助其战胜之力。

用柴胡以治少阳外感之邪，不必其寒热往来也。但知其人纯系外感，而有恶心欲吐之现象，是即病在少阳，欲借少阳枢转之机透膈上达也。治以小柴胡可随手奏效，此病机欲上者因而越之也。

又有其人不见寒热往来，亦并不喜呕，惟频频多吐黏涎，斯亦可断为少阳病，而与以小柴胡汤。盖少阳之去路为太阴湿土，因包脾之脂膜与板油相近，而板油亦脂膜，又有同类相招之义。此少阳欲传太阴，而太阴湿土之气经少阳之火铄炼，遂凝为黏涎频频吐出。投以小柴胡汤，可断其入太阴之路，俾由少阳而解矣。

又柴胡为疟疾之主药，而小心过甚者，谓其人若或阴虚燥热，可以青蒿代之。不知疟邪伏于胁下两板油中，乃足少阳经之大都会，柴胡能入其中，升提疟邪，透膈上出，而青蒿无斯力也。若遇阴虚者，或热入于血分者，不妨多用滋阴凉血之药佐之；若遇燥热者，或热盛于气分者，不妨多用润燥清火之药佐之。是以愚治疟疾有重用生地、熟地治愈者，有重用生石膏、知母治愈者。其气分虚者，有又重用参、芪治愈者，然方中无不用柴胡也。

【附案】

一人年过四旬，胁下掀疼，大便七八日未行。医者投以大承气汤，大便未通而胁下之疼转甚。其脉弦而有力。

知系肝气胆火恣盛也，投以拙拟金铃泻肝汤（方载三期四卷，系川楝子五钱，乳香、没药各四钱，三棱、莪术各三钱，甘草一钱）加柴胡、龙胆草各四钱，服后须臾大便通下，胁疼顿愈。

审是则《本经》谓"柴胡主肠胃中饮食积聚，推陈致新"者，诚非虚语也。

且不但能通大便也，方书通小便亦多有用之者，愚试之亦颇效验。盖小便之下通，必由手少阳三焦，三焦之气化能升而后能降，柴胡不但升足少阳，实兼能升手少阳也。

桂枝解

桂枝味辛微甘，性温，力善宣通，能升大气（即胸之宗气），降逆气（如冲气肝气上冲之类），散邪气（如外感风寒之类）。

仲景苓桂术甘汤用之治短气，是取其能升也；桂枝加桂汤用之治奔豚，是取其能降也；麻黄、桂枝、大小青龙诸汤用之治外感，是取其能散也。

而《本经》论牡桂（即桂枝），开端先言其主咳逆上气，似又以能降逆气为桂枝之特长，诸家本草鲜有言其能降逆气者，是用桂枝而弃其所长也。

又小青龙汤原桂枝、麻黄并用，至喘者去麻黄加杏仁而不去桂枝，诚以《本经》原谓桂枝主吐吸，吐吸即喘也，去桂枝则不能定喘矣。乃医者皆知麻黄泻肺定喘，而鲜知桂枝降气定喘，是不读《本经》之过也。

其花开于中秋，是桂之性原得金气而旺，且又味辛属金，故善抑肝木之盛使不横恣。而桂之枝形如鹿角（树形分鹿角、蟹爪两种），直上无曲，故又善理肝木之郁使之条达也。

为其味甘，故又善和脾胃，能使脾气之陷者上升，胃气之逆者下降，脾胃调和则留饮自除，积食自化。

其宣通之力，又能导引三焦下通膀胱以利小便（小便因热不利者禁用，然亦有用凉药利小便而少加之做向导者），惟上焦有热及恒患血证者忌用。

桂枝非发汗之品，亦非止汗之品，其宣通表散之力，旋转于表里之间，能和营卫、暖肌肉、活血脉，俾风寒自解，麻痹自开。

因其味辛而且甘，辛者能散，甘者能补，其功用在于半散半补之间也。故服桂枝汤欲得汗者，必啜热粥，其不能发汗可知；若阳强阴虚者，误服之则汗即脱出，其不能止汗可知。

按:《伤寒论》用桂枝，皆注明去皮，非去枝上之皮也。古人用桂枝，惟取当年新生嫩枝，折视之内外如一，皮骨不分，若见有皮骨可以辨者去之不用，故曰去皮，陈修园之侄鸣岐曾详论之。

【附案】

一妇人，年二十余，因与其夫反目，怒吞鸦片，已经救愈，忽发喘逆，迫促异常，须臾又呼吸顿停，气息全无，约十余呼吸之顷，手足乱动，似有蓄极之势，而喘复如故。若是循环不已，势近垂危，延医数人皆不知为何病。

后愚诊视，其脉左关弦硬，右寸无力，精思良久，恍然悟曰：

此必怒激肝胆之火，挟下焦冲气上冲胃气。夫胃气本下行者，因肝胆之火冲之转而上逆，并迫肺气亦上逆，此喘逆迫促所由来也。

逆气上干，填塞胸膈，排挤胸中大气，使之下陷。夫肺悬胸中，以大气为其门翕辟之原动力，须臾胸中无大气，即须臾不能呼吸，此呼吸顿停所由来也。

迨大气蓄极而通，仍上达胸中鼓动肺脏使得呼吸，逆气遂仍得施其击撞，此又病势之所以循环也。

欲治此证，非一药而兼能升陷降逆不为功，遂单用桂枝尖四钱，煎汤饮下，须臾气息调和如常。

徐灵胎谓，受风有热者，误用桂枝则吐血，是诚确当之论。

忆曾治一媪，年六旬，初春感冒风寒，投以发表之剂，中有桂枝数钱，服后即愈。其家人为其方灵，贴之壁上。至孟夏，复受感冒，自用其方取药服之，遂致吐血，经医治疗始愈。

盖前所受者寒风，后所受者热风，故一则宜用桂枝，一则忌用桂枝，彼用桂枝汤以治温病者可不戒哉！

特是徐氏既知桂枝误用可致吐血，而其《洄溪医案》中载，治一妇人外感痰喘证，其人素有血证，时发时止，发则微嗽（据此数语断之，其血症当为咳血），因痰喘甚剧，病急治标，投以小青龙汤而愈。

按：用小青龙汤治外感痰喘，定例原去麻黄加杏仁，而此证则当去桂枝留麻黄，且仿《金匮》用小青龙汤之法，再加生石膏方为稳妥。

盖麻黄、桂枝皆能定喘，而桂枝动血分，麻黄不动血分，是以宜去桂枝留麻黄，再借石膏凉镇之力以预防血分之妄动，乃为万全之策。

而当日徐氏用此方，未言加减，岂略而未言乎？抑用其原方乎？若用其原方，病虽治愈，亦几等孤注之一掷矣。

三七解

三七味苦微甘，性平（诸家多言性温，然单服其末数钱，未有觉温者)。

善化瘀血，又善止血妄行，为吐衄要药。病愈后不至瘀血留于经络，证变虚劳(凡用药强止其血者，恒至血瘀经络成血痹虚劳)。

兼治二便下血，女子血崩，痢疾下血鲜红(宜与鸦胆子并用)，久不愈，肠中腐烂，浸成溃疡，所下之痢色紫腥臭，杂以脂膜，此乃肠烂欲穿(三七能化腐生新，是以治之)。

为其善化瘀血，故又善治女子癥瘕、月事不通。化瘀血而不伤新血，允为理血妙品。

外用善治金疮，以其末敷伤口，立能血止痊愈。若跌打损伤、内连脏腑经络作疼痛者，外敷、内服奏效尤捷。

疮疡初起肿疼者，敷之可消(当与大黄末等分，醋调敷)。

至《本草备要》所谓，近出一种叶似菊艾而劲厚有歧尖，茎有赤棱，夏秋开花，花蕊如金丝，盘纽可爱，而气不香，根小如牛蒡，味甘，极易繁衍，云是三七，治金疮、折伤、血病甚效者，是刘寄奴非三七也。

【附案】

本邑留坛庄高姓童子，年十四五岁，吐血甚剧，医治旬日无效，势甚危急。

仓猝遣人询方，俾单用三七末一两，分三次服下，当日服完，其血立止。

本庄黄氏妇，年过四旬，因行经下血不止。彼时愚甫弱冠，为近在比邻，延为诊视，投以寻常治血崩之药不效，病势浸至垂危。

后延邻村宿医高鲁轩，投以《傅青主女科》中治老妇血崩方，一剂而愈。

其方系黄芪、当归各一两，桑叶十四片，煎汤送服三七细末三钱。

后愚用此方治少年女子血崩亦效，惟心中觉热，或脉象有热者，宜加生地黄一两。

奉天大东关王姓少年，素患吐血，经医调治，已两月不吐矣。而心中发闷、发热，时觉疼痛，廉于饮食。

知系吐血时医者用药强止其血，致留瘀血为恙也。

为疏方，用滋阴养血、健胃、利气之品，煎汤送服三七细末二钱，至二煎仍送服二钱，四剂后又复吐血，色多黑紫，然吐后则闷热疼痛皆减，知为吉兆，仍与前方，数剂后又吐血一次，其病从此竟愈，此足征三七化瘀之功也。

邻村张马村雇一牧童，夏日牧牛田间，众牧童嬉戏，强屈其项背，纳头裤中，倒缚其手，戏名为看瓜。后经人救出，气息已断。为盘膝坐，捶其腰背，多时方苏。惟觉有物填塞胸膈，压其胸中大气，妨碍呼吸，剧时气息仍断，目翻身挺。

此必因在裤中闷极之时，努挣不出，热血随努挣之气上溢而停于膈上也。

俾单用三七细末三钱，开水送服，两次痊愈。

按：三七之性，既善化血，又善止血，人多疑之，然有确实可征之处。如破伤流血者，用三七末擦之则其血立止，是能止血也；其破处已流出之血，着三七皆化为黄水，是能化血。受业高崇勋按：三七另有精义，发挥见五期二卷（三七有殊异之功能），可参观。

滑石解

滑石色白味淡，质滑而软，性凉而散。

《本经》谓其主身热者，以其微有解肌之力也；谓其主癃闭者，以其饶有淡渗之力也。

且滑者善通窍络，故又主女子乳难；滑而能散，故又主胃中积聚。

因热小便不利者，滑石最为要药。

若寒温外感诸证，上焦燥热，下焦滑泻无度，最为危险之候，可用滑石与生山药各两许，煎汤服之，则上能清热，下能止泻，莫不随手奏效（有案附载于山药条下可参观）。

又，外感大热已退而阴亏脉数不能自复者，可于大滋真阴药中（若熟地黄、生山药、枸杞之类）少加滑石，则外感余热不至为滋补之药逗留，仍可从小便泻出，则其病必易愈。

若与甘草为末（滑石六钱，甘草一钱，名六一散，亦名天水散）服之，善治受暑及热痢。

若与赭石为末服之，善治因热吐血衄血。

若其人蕴有湿热，周身漫肿，心腹膨胀，小便不利者，可用滑石与土狗研为散服之，小便通利，肿胀自消。

至内伤阴虚作热，宜用六味地黄汤以滋阴者，亦可少加滑石以代苓、泽，则退热较速。

盖滑石虽为石类，而其质甚软，无论汤剂丸散，皆与脾胃相宜，故可加于六味汤中以代苓、泽。其渗湿之力，原可如苓、泽行熟地之滞泥，而其性凉于苓、泽，故又善佐滋阴之品以退热也。

天水散，为河间治暑之圣药，最宜于南方暑证。因南方暑多挟湿，滑石能清热兼能利湿，又少加甘草以和中补气（暑能伤气），是以用之最宜。若北方暑证，不必兼湿，甚或有兼燥，再当变通其方，滑石、生石膏各半，与甘草配制，方为适宜。

牛膝解

牛膝味甘微酸，性微温，原为补益之品，而善引气血下注，是以用药欲其下行者，恒以之为引经。

故善治肾虚腰疼腿疼，或膝疼不能屈伸，或腿痿不能任地，兼治女子月闭血枯，催生下胎。又善治淋疼，通利小便，此皆其力善下行之效也。

然《别录》又谓其除脑中痛，时珍又谓其治口疮、齿痛者何也？盖此等证，皆因其气血随火热上升所致，重用牛膝引其气血下行，并能引其浮越之火下行，是以能愈也。

愚因悟得此理，用以治脑充血证，伍以赭石、龙骨、牡蛎诸重坠收敛之品，莫不随手奏效，治愈者不胜纪矣。

为其性专下注，凡下焦气化不固，一切滑脱诸证皆忌之。

此药怀产者佳，川产者有紫白两种色，紫者佳。

【附案】

在辽宁时，曾治一女子师范女教员，月信期年未见。

方中重用牛膝一两。后复来诊，言服药三剂月信犹未见，然从前曾有脑中作疼病，今服此药脑中清爽异常，分毫不觉疼矣。

愚闻此言，乃知其脑中所以作疼者，血之上升者多也。今因服药而不疼，想其血已随牛膝之引而下行。

遂于方中加䗪虫五枚，连服数剂，月信果通。

友人袁霖普君，素知医，时当季春，牙疼久不愈，屡次服药无效。

其脉两寸甚实，俾用怀牛膝、生赭石各一两，煎服后，疼愈强半。

又为加生地黄一两，又服两剂，遂霍然痊愈。

远志解

远志味酸微辛，性平。

其酸也能门翕，其辛也能辟，故其性善理肺，能使肺叶之门翕辟纯任自然，而肺中之呼吸于以调，痰涎于以化，即咳嗽于以止矣。——若以甘草辅之，诚为养肺要药。

至其酸敛之力，入肝能敛辑肝火，入肾能固涩滑脱，入胃又能助生酸汁，使人多进饮食，和平纯粹之品，夫固无所不宜也。

若用水煎取浓汁，去渣重煎，令其汁浓若薄糊，以敷肿疼疮疡及乳痈甚效。

若恐其日久发酵，每一两可加硼砂二钱溶化其中。

愚初次细嚼远志尝之，觉其味酸而实兼有矾味，西人谓其含有林檎酸，而林檎酸中固无矾也。后乃因用此药，若末服至二钱可作呕吐，乃知其中确含有矾味，因悟矾能利痰，其所以能利痰者，亦以其含有矾味也。矾能解毒，《纲目》谓其解天雄、附子、乌头毒，且并能除疮疡肿疼者，亦以其兼有矾味也。是以愚用此药入汤剂时，未尝过二钱，恐多用之亦可作呕吐也。

龙胆草解

龙胆草味苦微酸，性寒，色黄属土，为胃家正药。

其苦也，能降胃气、坚胃质；其酸也，能补益胃中酸汁、消化饮食。——凡胃热气逆，胃汁短少，不能食者，服之可以开胃进食，西人浑以健胃药称之，似欠精细。

为其微酸属木，故又能入胆肝，滋肝血，益胆汁，降肝胆之热使不上炎。举凡目疾、吐血、衄血、二便下血、惊病、眩晕，因肝胆有热而致病者，皆能愈之。其泻肝胆实热之力，数倍于芍药，而以敛辑肝胆虚热，固不如芍药也。

半夏解

半夏味辛，性温，有毒。

凡味辛之至者，皆禀秋金收降之性，故力能下达，为降胃安冲之主药。为其能降胃安冲，所以能止呕吐，能引肺中、胃中湿痰下行，纳气定喘。能治胃气厥逆，吐血、衄血（《内经》谓阳明厥逆衄呕血，阳明厥逆，即胃气厥逆也）。

惟药房因其有毒，皆用白矾水煮之，相制太过，毫无辛味，转多矾味，令人呕吐，即药房所鬻之清半夏中亦有矾，以之利湿痰犹可，若以止呕吐及吐血、衄血，殊为非宜。愚治此等证，必用微温之水淘洗数次，然后用之。然屡次淘之则力减，故须将分量加重也。

愚因药房半夏制皆失宜，每于仲春、季秋之时，用生半夏数斤，浸以热汤，日换一次，至旬日，将半夏剖为两瓣，再入锅中，多添凉水煮一沸，速连汤取出，盛盆中，候水凉，净晒干备用。

【附案】

偶有邻村王姓童子，年十二三岁，忽晨起半身不能动转，其家贫无钱购药。

赠以自制半夏，俾为末每服钱半，用生姜煎汤送下，日两次，约服二十余日，其病竟愈。

盖以自制半夏辛味犹存，不但能利痰，实有开风寒湿痹之力也。

东洋野津猛男曰：英国军医官阿来甫屡屡吐，绝食者久矣。其弟与美医宁马氏协力治疗之，呕吐卒不止，乞诊于余，当时已认患者为不起之人，但求余一决其死生而已。宁马氏等遂将患者之证状及治疗之经过，一一告余。

余遂向两氏曰：余有一策，试姑行之。遂辞归，检查汉法医书，制小半夏加茯苓汤，贮瓶令其服用，一二服后奇效忽显，数日竟回复原有之康健。

至今半夏浸剂，遂为一种之镇呕剂，先行于医科大学，次及于各病院与医家。

按：此证若用大半夏汤加赭石尤效，因吐久则伤津、伤气，方中人参能生津补气，加赭石以助之，力又专于下行也。若有热者，可再加天冬佐之。若无自制半夏，可用药房清半夏两许，淘净矾味入煎。

栝蒌解

栝蒌味甘，性凉，能开胸间及胃口热痰。

故仲景治结胸有小陷胸汤，栝蒌与连、夏并用；治胸痹有栝蒌薤白等方，栝蒌与薤、酒、桂、朴诸药并用。

若与山甲同用，善治乳痈（栝蒌两个、山甲二钱煎服）。

若与赭石同用，善止吐衄（栝蒌能降胃气、胃火，故治吐衄）。

若但用其皮，最能清肺、敛肺、宁嗽、定喘（须用新鲜者方效)。

若但用其瓤(用温水将瓤泡开，拣出仁，余煎一沸，连渣服之)，最善滋阴、润燥、滑痰、生津。

若但用其仁(须用新炒熟者，捣碎煎服)，其开胸降胃之力较大，且善通大便。

【附案】

邻村高鲁轩，邑之宿医也。甲午仲夏，忽来相访，言其第三子年十三岁，于数日之间，痰涎郁于胸中，烦闷异常，剧时气不上达，呼吸即停，目翻身挺，有危在顷刻之状。连次用药，分毫无效，敢乞往为诊视，施以良方。

时愚有急务未办，欲迟数点钟再去，彼谓此病已至极点，若稍迟延，恐无及矣。于是遂与急往诊视，其脉关前浮滑，舌苔色白，肌肤有热。

知其为温病结胸，其家自设有药房，俾用栝蒌仁四两，炒熟(新炒者其气香而能通)、捣碎，煎汤两茶盅，分两次温饮下，其病顿愈。

隔数日，其邻高姓童子，是愚表侄，亦得斯证，俾用新炒蒌仁三两，苏子五钱，煎服，亦一剂而愈。

盖伤寒下早成结胸，温病未经下亦可成结胸，有谓栝蒌力弱，故小陷胸汤中必须伍以黄连、半夏始能建功者，不知栝蒌力虽稍弱，重用之则转弱为强，是以重用至四两，即能随手奏效，挽回人命于顷刻也。

天花粉解

天花粉栝蒌根也，色白而亮者佳。味苦微酸，性凉而润，清火生津，为止渴要药（《伤寒论》小柴胡汤，渴者去半夏加栝蒌根，古方书治消渴亦多用之）。

为其能生津止渴，故能润肺，化肺中燥痰，宁肺止嗽，治肺病结核。

又善通行经络，解一切疮家热毒。疔痈初起者，与连翘、山甲并用即消；疮疡已溃者，与黄芪、甘草（皆须用生者）并用，更能生肌排脓，即溃烂至深，旁串他处，不能敷药者，亦可自内生长肌肉，徐徐将脓排出（有案附载黄芪条下可参观）。大凡藤蔓之根，皆能通行经络，而花粉又性凉解毒，是以有种种功效也。

干姜解

干姜味辛，性热，为补助上焦、中焦阳分之要药。为其味至辛，且具有宣通之力。

与厚朴同用，治寒饮杜塞胃脘，饮食不化。

与桂枝同用，治寒饮积于胸中，呼吸短气。

与黄芪同用，治寒饮渍于肺中，肺痿咳嗽。

与五味子同用，治感寒肺气不降，喘逆迫促。

与赭石同用，治因寒胃气不降，吐血衄血。

与白术同用，治脾寒不能统血，二便下血，或脾胃虚寒，常作泄泻。

与甘草同用，能调其辛辣之味，使不刺激，而其温补之力转能悠长。

《本经》谓其逐风湿痹，指风湿痹之偏于寒者而言也，而《金匮》治热瘫痫，亦用干姜，风引汤中与石膏、寒水石并用者是也。此乃取其至辛之味，以开气血之凝滞也。

有谓炮黑则性热，能助相火者，不知炮之则味苦，热力即减，且其气轻浮，转不能下达，观后所引陈氏释《本经》之文自明。

陈修园曰："干姜气温，禀厥阴风木之气。若温而不烈，则气归平和而属土矣。味辛得阳明燥金之味，若辛而不偏，则金能生水而转润矣，故干姜为脏寒之要药也。胸中者，肺之分也，肺寒则金失下降之性，气壅于胸中而满也；满则气上，所以咳逆上气之证生焉。其主之者，辛散、温行也。中者，土也，土虚则寒，而此能温之。止血者（多指下血而言，若吐血衄血亦间有因寒者，必与赭石同用方妥），以阳虚阴必走，得暖则血自归经也；出汗者，辛温能发散也；逐风湿痹者，治寒邪之留于筋骨也；治肠澼下利者，除寒邪之陷于肠胃也。以上诸主治，皆取其雄烈之用，如孟子所谓刚大浩然之气，塞乎天地之间也。生则辛味浑全，故又申言之曰，生者尤良。即《金匮》治肺痿用甘草干姜汤，自注炮用，以肺虚不能骤受过辛之味，炮之使辛味稍减，亦一时之权宜，非若后世炮黑炮炭，全失姜之本性也。"

徐灵胎曰："凡味厚之药主守，气厚之药主散。干姜气味俱厚，故散而能守。夫散不全散，守不全守，则旋转于经络脏腑之间，驱寒除湿和血通气所必然矣。故性虽猛峻，不妨服食。"

【附案】

愚在沧州贾官屯张寿田家治病，见有制丸药器具，问用此何为？答谓："舍妹日服礞石滚痰丸，恐药铺治不如法，故自制耳。"

愚曰："礞石滚痰丸，原非常服之药，何日日服之？"寿田谓："舍妹素多痰饮，杜塞胃脘作胀满，一日不服滚痰丸，即不欲进食。今已服月余，亦无他变，想此药与其气质相宜耳。"愚再三驳阻，彼终不以为然。

后隔数月，迎愚往为诊治，言从前服滚痰丸饮食加多，继则饮食渐减，后则一日不服药即不能进食，今则服药亦不能进食，日仅一餐，惟服稀粥少许，且时觉热气上浮，耳鸣欲聋。脉象浮大，按之甚软。

知其心肺阳虚，脾胃气弱，为服苦寒攻泻之药太过，故病证脉象如斯也。

拟治以理饮汤（方在三期三卷，系干姜五钱，于术四钱，桂枝尖、生杭芍、茯苓片、炙甘草各二钱，陈皮、厚朴各钱半）。

寿田谓："从前医者用桂、附，即觉上焦烦躁不能容受。"愚曰："桂、附原非正治心肺脾胃之药，况又些些用之，病重药轻，宜其不受。若拙拟理饮汤，与此证针芥相投，服之必效，若畏其药不敢轻服，单用干姜五钱试服亦可。"

于斯遂单将干姜五钱煎服，耳即不鸣，须臾觉胸次开通，可以进食。

继投以理饮汤。服数剂后，心中转觉甚凉，遂将干姜改用一两，甘草、厚朴亦稍加多，连服二十余剂痊愈。

一妇人年四十许，上焦满闷烦躁，思食凉物，而偶食之则满闷益甚，且又黎明泄泻，日久不愈，心腹渐形膨胀，脉象弦细而迟。

知系寒饮结胸，阻塞气化，欲投以理饮汤。病家闻而迟疑，亦俾先煎干姜数钱服之，胸中烦躁顿除。

为其黎明泄泻，遂将理饮汤去厚朴、白芍，加生鸡内金钱半，补骨脂三钱，连服十剂，诸病皆愈。

一妇人年近五旬，常觉短气，饮食减少。屡延医服药，或投以宣通，或投以升散，或投以健补脾胃兼理气之品，皆分毫无效。浸至饮食日减，羸弱不起，奄奄一息，病家亦以为不治之证。后闻愚在邻村屡救危险之证，延为诊视。其脉弦细欲无，频吐稀涎，心中觉有物要杜塞，气不上达。

知为寒饮凝结。投以理饮汤，方中干姜改用七钱，连服三剂，胃口开通，又觉呼吸无力，遂于方中加生黄芪三钱，连服十余剂痊愈。

一妇人年四十许，胸中常觉满闷发热，或旬日、或浃辰之间必大喘一两日，医者用清火理气之药，初服稍效，久服病转增剧。其脉沉细，几不可见，病家问系何病因。

愚曰："此乃心肺阳虚，不能宣通脾胃，以致多生痰饮也。人之脾胃属土，若地舆然，心肺居临其上，正当太阳部位（膈上属太阳经，观《伤寒论》太阳篇自知），其阳气宣通敷布，若日丽中天，暖光下照，而胃中所纳水谷，实借其阳气宣通之力，以运化精微而生气血，传送渣滓，而为二便，清升浊降，痰饮何由而生？惟心肺阳虚，不能如离照当空，脾胃即不能借其宣通之力以运化传送，于是饮食停滞胃口，若大雨之后，阴雾连旬，遍地汙淖，不能干渗而痰饮生矣。痰饮既生，日积月累，郁满上焦则作闷，渍满肺窍则作喘，阻遏心肺，阳气不能四布则作热。或逼阳气外出则周身发热，迫阳气上浮则目眩耳聋。医者不知病源，犹用凉药清之，勿怪其久而增剧也。"

病家甚韪愚言，遂为开理饮汤方，服一剂心中热去，数剂后转觉凉甚，遂去芍药，连服二十余剂，胸次豁然，喘不再发。

岁在壬寅，训蒙于邑北境刘仁村庄，愚之外祖家也。有学生刘玉良者，年十三岁，一日之间，衄血四次，诊其脉，甚和平，询其心中不觉凉热。

为衄血之证，热者居多，且以童子少阳之体，时又当夏令，遂略用清凉止血之品，衄益甚，脉象亦现微弱。

知其胃气因寒不降，转迫血上溢而为衄也（《内经》谓阳明厥逆，衄呕血）。投以温降汤（方载三期二卷，系干姜、白术、清半夏各三钱，生怀山药六钱，生赭石细末四钱，生杭芍、生姜各二钱，厚朴钱半），一剂即愈。

又有他学校中学生，年十四岁，吐血数日不愈。其吐血之时，多由于咳嗽，诊其脉象迟濡，右关尤甚。

疑其脾胃虚寒，不能运化饮食，询之果然。

盖吐血之证，多由于胃气不降，饮食不能运化，胃气即不能下降。

咳嗽之证，多由于痰饮入肺，饮食迟于运化，又必多生痰饮，因痰饮而生咳嗽，因咳嗽而气之不降者，更转而上逆，此吐血之所由来也。

亦投以温降汤，一剂血止。接服数剂，饮食运化，咳嗽亦愈。

近在沈阳医学研究社，与同人论吐血、衄血之证，间有因寒者，宜治以干姜。社友李子林谓从前小东关有老医徐敬亭者，曾用理中汤治愈历久不愈之吐血证，是吐血证诚有因胃寒者之明征也。然徐君但知用理中汤以暖胃补胃，而不知用赭石、半夏佐之，以降胃气，是处方犹未尽善也。

特是药房制药多不如法，虽清半夏中亦有矾，以治血证吐证，必须将矾味用微温之水淘净，然淘时必于方中原定之方量，外加多数钱淘之，以补其淘去矾味所减之分量及所减之药力。

邻村高边务高某，年四十余，小便下血，久不愈。其脉微细而迟，身体虚弱恶寒，饮食减少。

知其脾胃虚寒，中气下陷。黄坤载所谓血之亡于便溺者，太阴不升也。

为疏方：干姜、于术各四钱，生山药、熟地各六钱，乌附子、炙甘草各三钱，煎服一剂血见少，连服十余剂痊愈。

生姜解

将鲜姜种于地中，秋后剖出，去皮、晒干为干姜；将姜上所生之芽种于地中，秋后剖出其当年所生之姜为生姜。

是以干姜为母姜，生姜为子姜，干姜老而生姜嫩也。

为生姜素嫩姜，其味之辛、性之温，皆亚于干姜，而所具生发之气则优于干姜，故能透表发汗。

与大枣同用，善和营卫，盖借大枣之甘缓，不使透表为汗，惟旋转于营卫之间，而营卫遂因之调和也。

其辛散之力，善开痰理气，止呕吐，逐除一切外感不正之气。若但用其皮，其温性稍减。

又善通利小便。

能解半夏毒及菌蕈诸物毒。

食料中少少加之，可为健胃进食之品。

孕妇食之，令儿生支指。疮家食之，致生恶肉，不可不知。

附子、乌头、天雄解

附子味辛，性大热，为补助元阳之主药。

其力能升能降，能内达能外散，凡凝寒锢冷之结于脏腑、着于筋骨、痹于经络、血脉者，皆能开之、通之。

而温通之中，又大具收敛之力，故治汗多亡阳（汗多有亡阳、亡阴之殊，亡阳者身凉，亡阴者身热，临证时当审辨。凉亡阳者，宜附子与黄肉、人参并用；热亡阴者，宜生地与黄肉、人参并用），肠冷泄泻，下焦阳虚阴走，精寒自遗。

论者谓善补命门相火，而服之能使心脉跳动加速，是于君、相二火皆能大有补益也。

种附子于地，其当年旁生者为附子，其原种之附子则成乌头矣。乌头之热力减于附子，而宣通之力较优，故《金匮》治历节风有乌头汤；治心痛彻背、背痛彻心有乌头赤石脂丸；治寒疝有乌头煎、乌头桂枝汤等方。

若种后不旁生附子，惟原种之本长大，若蒜之独头无瓣者，名谓天雄。为其力不旁溢，故其温补力更大而独能称雄也。今药房中所鬻之乌附子，其片大而且圆者即是天雄，而其黑色较寻常附子稍重，盖因其力大而色亦稍变也。

附子、乌头、天雄，皆反半夏。

陈修园曰："附子主寒湿，诸家俱能解到，而仲景用之，则化而不可知之谓神。且夫人之所以生者，阳也。亡阳则死。亡字分二音，一无方切，音忘，逃也，即《春秋传》'出亡'之义；一微夫切，音无，无也。《论语》'亡而为有'；《孟子》'问有余，曰亡矣'之义也。误药大汗不止为亡阳，如唐之幸蜀，仲景用四逆汤、真武汤等法以迎之；吐利厥冷为亡阳，如周之守府，仲景用通脉四逆汤、姜附汤以救之。且太阳之标阳外呈而发热，附子能使之交于少阴而热已；少阴之神机病，附子能使自下而上而脉生，周身通达而厥愈。合苦甘之芍、草而补虚，合苦淡之苓、芍而温固，玄妙不能尽述。"

按：其立法与《本经》之说不同，岂仲景之创见欤？然《本经》谓气味辛温有大毒七字，仲景即于此悟出附子大功用。

温得东方风木之气，而温之至则为热，《内经》所谓"少阴之上君火主之"是也。

辛为西方燥金之味，而辛之至则反润，《内经》所谓"辛以润之"是也。

凡物性之偏处则毒，偏而至于无可加处则大毒，因大毒二字，知附子之温为至极，辛为至极也。

仲景用附子之温有二法：杂于苓、芍、甘草中，杂于地黄、泽泻中，如冬日可爱，补虚法也；

佐以姜、桂之热，佐以麻、辛之雄，如夏日可畏，救阳法也。

用附子之辛又有三法：

桂枝附子汤、桂枝附子去桂加白术汤、甘草附子汤，辛燥以祛除风湿也。

附子汤、芍药甘草附子汤，辛润以温补水脏也。

若白通汤、通脉四逆汤、加人尿猪胆汁汤，则取西方秋收之气，得复元阳而有大封、大固之妙矣。

邹润安曰："乌头老阴之生育已竟者也；天雄孤阳之不能生育者也；附子即乌头、天雄之种，含阴苞阳者也。老阴生育已竟者，其中空以气为用；孤阳不能生育者，其中实以精为用。气主发散，精主敛藏。发散者能外达腠理，故主中风恶风，洗洗出汗，咳逆上气；敛藏者能内入筋骨，故主历节疼痛，拘挛缓急，筋骨不强，身重不能行步。而味辛性锐，两物略同，故除风寒湿痹，破积聚邪气之功亦同。附子则兼备二气，内充实，外强健，且其物不假系属，以气相贯而生，故上则风寒、咳逆、上气，中则癥坚、积聚、血瘕，下则寒湿、痿躄、拘挛、膝痛不能行步，无一不可到，无一不能治。惟其中蓄二物之精，斯能兼擅二物之长，其用较二物为广矣。凡物之性阳者上浮，而附子独能使火就下者，其义何居？盖譬之爇烛两条，使上下参相直，先熄下烛之火，则必有浓烟一缕自烛心直冲，而比抵上烛，则上烛分火随烟候下，下烛复烧。附子味辛烈而气雄健，又偏以气为用，确与火后浓烟略无殊异，能引火下归，固其宜矣。惟恐在下膏泽已竭，火无所钟，反能引在上之火升腾飞越耳。故夫膏饶则火聚，火聚则蒸腾变化，莫不由是而始矣。"

【附案】

一少妇上焦满闷烦躁，不能饮食，绕脐板硬，月信两月未见。其脉左右皆弦细。

仲景谓双弦者寒，偏弦者饮。脉象如此，其为上有寒饮、下有寒积无疑。其烦躁者，腹中寒气充溢，迫其元阳浮越也。

投以理饮汤（方载干姜解下），去桂枝加附子三钱，方中芍药改用五钱，一剂满闷烦躁皆见愈。又服一剂能进饮食，且觉腹中凉甚。

遂去芍药，将附子改用五钱，后来又将干姜减半，附子加至八钱，服逾十剂，大便日行四五次，所下者多白色冷积。汤药仍日进一剂，如此五日，冷积泻尽，大便自止。

再诊其脉，见有滑象，尺部较甚，疑其有妊，俾停药勿服，后至期果生子。

夫附子原有损胎之说，此证服附子如此之多，而胎固安然无恙，诚所谓"有故无殒，亦无殒也"。

肉桂解

肉桂味辛而甘，气香而窜，性大热纯阳。

为其为树身近下之皮，故性能下达，暖丹田、壮元阳、补相火。

其色紫赤，又善补助君火，温通血脉，治周身血脉因寒而痹，故治关节腰肢疼痛及疮家白疽。

木得桂则枯，且又味辛属金，故善平肝木，治肝气横恣多怒。若肝有热者，可以龙胆草、芍药诸药佐之。

《本经》谓其为诸药之先聘通使，盖因其香窜之气内而脏腑、筋骨，外而经络、腠理，倏忽之间，莫不周遍。故诸药不能透达之处，有肉桂引之，则莫不透达也。

按：附子、肉桂，皆气味辛热，能补助元阳。然至元阳将绝，或浮越脱陷之时，则宜用附子而不宜用肉桂。诚以附子但味厚，肉桂则气味俱厚，补益之中实兼有走散之力，非救危扶颠之大药，观仲景《伤寒论》少阴诸方，用附子而不用肉桂可知也。

【附案】

奉天警务处长王连波夫人，年三十许，咳嗽痰中带血，剧时更大口吐血，常觉心中发热。其脉一分钟九十至，按之不实。

投以滋阴宁嗽降火之药不效。因思此证若用药专止其嗽，嗽愈其吐血亦当愈。

遂用川贝两许，煎取清汤四茶杯，调入生山药细末一两，煮作稀粥，伴于一日之间连进二剂，其嗽顿止，血遂不吐。

数日后，证又反复，自言夜间睡时常作恼怒之梦，怒极或梦中哭泣，醒后必然吐血。据所云云，其肝气必然郁遏。

遂改用舒肝泻肝之品，而以养肝镇肝之药辅之，数剂病稍轻减，而犹间作恼怒之梦，梦后仍复吐血。

再四踌躇，恍悟平肝之药以肉桂为最要，因肝属木，木得桂则枯也，而单用之则失于热；降胃止血之药以大黄为最要，胃气不上逆，血即不逆行也，而单用之又失于寒。若二药并用，则寒热相济，性归和平，降胃平肝，兼顾无遗。

况俗传原有用此二药为散治吐衄者，用于此证，当有捷效。若再以重坠之药辅之，则力专下行，其效当更捷也。

遂用大黄、肉桂细末各一钱和匀，更用生赭石细末六钱，煎汤送下，吐血顿愈，恼怒之梦亦无矣。

即此观之，肉桂真善于平肝哉。

济南金姓，寓奉天大西关月窗胡同，得吐血证甚剧，屡次服药无效。其人正当壮年，身体亦强壮，脉象有力。

遂用大黄末二钱，肉桂末一钱，又将赭石细末六钱，和于大黄、肉桂末中，分三次用开水送服，病顿愈。后其方屡试皆效，遂将其方载于三期二卷，名秘红丹，并附有治验之案可参观。

知母解

知母味苦，性寒，液浓而滑，其色在黄白之间。

故能入胃以清外感之热。伍以石膏可名白虎（二药再加甘草、粳米和之名白虎汤，治伤寒温病热入阳明）。

入肺以润肺金之燥，而肺为肾之上源，伍以黄柏兼能滋肾（二药少加肉桂向导，名滋肾丸），治阴虚不能化阳，小便不利。

为其寒而多液，故能壮水以制火，治骨蒸劳热，目病瞖肉遮掩白睛。

为其液寒而滑，有流通之性，故能消疮疡、热毒肿疼。

《本经》谓主消渴者，以其滋阴壮水而渴自止也。

谓其主肢体浮肿者，以其寒滑能通利水道而肿自消也。

谓其益气者，以其能除食气之壮火而气自得其益也。

知母原不甚寒，亦不甚苦，尝以之与黄芪等分并用，即分毫不觉凉热，其性非大寒可知。又以知母一两加甘草二钱煮饮之，即甘胜于苦，其味非大苦可知。

寒苦皆非甚大，而又多液是以能滋阴也。有谓知母但能退热，不能滋阴者，犹浅之乎视知母也。是以愚治热实脉数之证，必用知母。若用黄芪补气之方，恐其有热不受者，亦恒辅以知母。

惟有液滑能通大便，其人大便不实者忌之。

天门冬解

天冬味甘微辛，性凉，津液浓厚滑润，其色黄兼白。

能入肺以清燥热，故善利痰宁嗽。

入胃以消实热，故善生津止渴。

津浓液滑之性，能通利二便，流通血脉，畅达经络。

虽为滋阴之品，实兼能补益气分。

《本经》谓"天冬主暴风湿偏痹，强骨髓"二语，经后世注解，其理终未透彻。愚尝嚼服天门冬毫无渣滓，尽化津液，且觉兼有人参气味，盖其津浓液滑之中，原含有生生之气，犹人之积精以化气也。其气挟其浓滑之津液以流行于周身，而痹之偏于半身者可除，周身之骨得其濡养而骨髓可健。

且入药者为天冬之根，乃天冬之在内者也；其外生之蔓多有逆刺，若无逆刺者，其皮又必涩而戟手，天冬之物原外刚内柔也，而以之作药则为柔中含刚，是以痹遇其柔中之刚，则不期开而自开，骨得其柔中之刚，不惟健骨且能健髓也。

至《别录》谓其"保定肺气，益气力，冷而能补"诸语，实亦有以见及此也。

【附案】

湖北潜江红十字分会张港义务医院院长崔兰亨来函云：向染咳嗽，百药不效。后每服松脂一钱，凉茶送服，不但咳嗽痊愈，精神比前更强。

迨读《医学衷中参西录》四期药物讲义，知天冬含有人参性味，外刚内柔、汁浆浓润，遂改服天冬二钱，日两次，今已三年，觉神清气爽，气力倍增，远行不倦，皮肤发润，面上瘢痕全消。

至于用书中之讲究，以挽回垂危之证者尤不胜纪，诚济世之慈航也。

麦门冬解

麦冬味甘，性凉，气微香，津液浓厚，色兼黄白。

能入胃以养胃液，开胃进食。

更能入脾以助脾散精于肺，定喘宁嗽，即引肺气清肃下行，统调水道以归膀胱。

盖因其性凉、液浓、气香，而升降濡润之中，兼具开通之力，故有种种诸效也。

用者不宜去心。

《本经》谓"麦冬主心腹结气，伤中伤饱，胃络脉绝，羸瘦短气"，文义深奥，解者鲜能透彻，惟邹润安诠解最妙。其言谓："胃之为腑，多气多血，凡有变动，每患其实，不比于虚。设使胃气偏胜，所纳虽多，转输稍不循序，则气之壅结所不能免，是心腹结气、伤中、伤饱所由来也。至胃络脉绝，当以仲景'胃气生热，其阳则绝'为解。盖心腹既有结气，则输送之机更滞，是以中气无权，不患伤饥，每为饱困，由是胃气益盛，孤阳生热，渐致脉络不与心肺相通，则食入不得为荣，形羸、气短诸恙丛生矣。麦冬质柔而韧，色兼黄白，脉络贯心，恰合胃之形象，其一本间根株累累，四旁横出，自十二至十六之多，则有似夫与他脏腑脉络贯注之义。其叶隆冬愈茂，青葱润泽，鉴之有光，则其吸土中精气，上滋梗叶，绝胜他物可知。且其味甘中带苦，又合从胃至心之妙，是以胃得之而能输精上行，自不与他脏腑相绝；肺得之而能敷布四脏，洒陈五腑，结气自尔消熔，脉络自尔联续。饮食能养肌肤，谷神旺而气随之充也。"

黄连解

黄连味大苦，性寒而燥。

为苦为火之味，燥为火之性，故善入心以清热。心中之热清，则上焦之热皆清，故善治脑膜生炎、脑部充血、时作眩晕、目疾肿疼、胬肉遮睛（目生云翳者忌用），及半身以上赤游丹毒。

其色纯黄，能入脾胃以除实热，使之进食（西人以黄连为健胃药，盖胃有热则恶心懒食，西人身体强壮且多肉食，胃有积热故宜黄连清之），更由胃及肠，治肠澼下利脓血。

为其性凉而燥，故治湿热郁于心下作痞满（仲景小陷胸肠、诸泻心汤皆用之），女子阴中因湿热生炎溃烂。

徐灵胎曰："苦属火，性宜热，此常理也。黄连至苦而反至寒，则得火之味与水之性，故能除水火相乱之病，水火相乱者湿热是也。是故热气目痛、眦伤、泪出、目不明，乃湿热在上者；肠澼、腹痛、下利，乃湿热在中者；妇人阴中肿痛，乃湿热在下者，悉能除之矣。凡药能去湿者必增热，能除热者必不能去湿，惟黄连能以苦燥湿，以寒除热，一举而两得焉。"

邹润安曰："《别录》谓黄连调胃厚肠，不得浑称之曰厚肠胃也（浑曰厚肠胃，此后世本草语）。"夫肠胃中皆有脂膜一道包裹其内，所以护导滓秽使下行者，若有湿热混于其间，则脂膜消熔随滓秽而下，古人谓之肠澼，后入目为刮肠痢，亦曰肠垢。胃体广大，容垢纳污，虽有所留，亦未必剥及脂膜。故但和其中之所有，边际自不受伤，故曰调；肠势曲折盘旋之处，更为湿气留聚，湿阻热益生，热阻脂膜益消，去其所阻，则消烁之源绝，而薄者厚矣，故曰厚。此见古人造句之精，一字不混淆也。

黄连治目之功不必皆内服也。愚治目睛胀疼者，俾用黄连淬水，乘热屡用棉花瓤蘸擦眼上，至咽中觉苦乃止，则胀疼立见轻。又治目疾红肿作疼者，将黄连细末调以芝麻油，频频闻于鼻中，亦能立见效验。

黄芩解

黄芩味苦性凉，中空象肺，最善清肺经气分之热，由脾而下通三焦，达于膀胱以利小便。

色黄属土，又善入脾胃清热，由胃而下及于肠，以治肠澼下利脓血。

又因其色黄而微青，青者木色，又善入肝胆清热，治少阳寒热往来（大小柴胡汤皆用之）。为其中空兼能调气，无论何脏腑，其气郁而作热者，皆能宣通之。

为其中空又善清躯壳之热，凡热之伏藏于经络，散漫于腠理者，皆能消除之。

治肺病、肝胆病、躯壳病，宜用枯芩（即中空之芩）。

治肠胃病宜用条芩（即嫩时中不空者亦名子芩）。

究之皆为黄芩，其功用原无甚差池也。

李濒湖曰："有人素多酒欲，病少腹绞痛不可忍，小便如淋，诸药不效，偶用黄芩、木通、甘草三味，煎服遂止。"

按：黄芩治少腹绞痛，《别录》原明载之，由此见古人审药之精，非后人所能及也。然必因热气所迫致少腹绞痛者始可用，非可概以之治腹痛也。

又须知太阴腹痛无热证，必少阳腹痛始有热证，《别录》明标之曰"少腹绞痛"，是尤其立言精细处。

濒湖又曰："余年二十时，因感冒、咳嗽既久，且犯戒，遂病骨蒸发热，肤如火燎，每日吐痰碗许。暑月烦渴，寝食俱废，六脉浮洪。遍服柴胡、麦冬、荆沥诸药，月余益剧，皆以为必死矣。先君偶思李东垣治肺热如火燎，烦躁引饮而昼盛者，气分热也，宜一味黄芩汤，以泻肺经气分之火。遂按方用片芩一两，水二盏，煎一盏，顿服，次日身热尽退，而痰嗽皆愈。药中肯綮，如鼓应桴，医中之妙，有如此哉！"

观濒湖二段云云，其善清气分之热，可为黄芩独具之良能矣。

《医学衷中参西录》第四期第四卷

白茅根解

白茅根味甘，性凉，中空有节，根类萑苇而象震（《易》系辞震为萑苇），最善透发脏腑郁热，托痘疹之毒外出。

其根不但中空，周遭钅上且有十二小孔，统体玲珑，故善利小便淋涩作疼，因热小便短少，腹胀身肿。

为其色白、中空，故能入肺清热以宁嗽定喘；

为其味甘，且鲜者嚼之多液，故能入胃滋阴以生津止渴，并治肺胃有热，咳血、吐血、衄血、小便下血，然必用鲜者其效方著。

春前秋后剖用之味甘，至生苗盛茂时，味即不甘，用之亦有效验，远胜干者。

作茅根汤法：用鲜白茅根去净皮及节间细根，洗净切细斤许，和凉水三斤煮一沸，候半句钟再煮一沸，又候半句钟，视茅根皆沉水底，汤即成，漉出为一日之量，渴当茶，温饮之。

以治虚热、实热、外感之热皆宜用。治因热小便不利，积成水肿，尤有奇效。处方编中白茅根汤后载数案，可参观。

若无鲜白茅根，可用药房中干者一斤，浸以开水，至水凉再用微火温之，不可令开，约六十分钟许，漉去渣，徐徐当茶温饮之，亦有效验。

茅针：即茅芽初发，犹未出土，形如巨针者，其性与茅根同，而稍有破血之力。凡疮溃脓未破者，将茅针煮服，其疮即破，用一针破一孔，两针破两孔。

【附案】

一人年近五旬，受温疹之毒传染，痧疹遍身，表里壮热，心中烦躁不安，证实脉虚，六部不起，屡服清解之药无效，其清解之药稍重，大便即溏。

俾用鲜茅根六两，如法煮汤一大碗，顿服之，病愈强半，又服一次痊愈。

一西医得温病，头疼壮热，心中烦躁，自服西药别腊蜜童、安知歇貌林诸退热之品，服后热见退，旋又反复。其脉似有力，惟在浮分、中分。

俾用鲜茅根四两，滑石一两，煎三四沸，取汤服之，周身得微汗，一剂而诸病皆愈。

一妇人年近四旬，因阴虚发热，渐觉小便不利，积成水肿，服一切通利小便之药皆无效。其脉数，近六至，重按似有力，问其心中常觉烦躁。

知其阴虚作热，又兼有实热，以致小便不利而成水肿也。

俾用鲜茅根半斤，如法煎汤两大碗，以之当茶徐徐温饮之，使药力昼夜相继，连服五日，热退便利，肿遂尽消。

苇茎、芦根解

苇与芦原系一物，其生于水边干地，小者为芦；生于水深之处，大者为苇。

芦因生于干地，其色暗绿近黑，故字从芦（芦即黑色）；苇因生于水中，其形长大有伟然之意，故字从韦。

千金苇茎汤，薏苡仁、瓜瓣（即甜瓜瓣）各半升，桃仁五十枚，苇茎切二升，水二斗煮取五升，去渣，纳前药三味，煮取二升，一升，当有所见，吐脓血。

释者谓苇用茎不用根者，以肺原在上，取本乎天者，亲上也。而愚则以为不然。尝读《易·系辞》：震为萑苇，震之卦体一阳居于二阴之下，即萑苇之根居于水底之象。为其禀水中之真阳，是以其性凉而善升，患大头瘟者，愚常用之为引经要药（无苇根者，可代以荷叶，义皆取其象震），是其上升之力可至脑部，而况于肺乎？

且其性凉能清肺热，中空能理肺气，而又味甘多液，更善滋阴养肺，则用根实胜于用茎明矣。

今药房所鬻者名为芦根，实即苇根也。

其善发痘疹者，以其得震卦振发之性也；

其善利小便者，以其体中空且生水中自能行水也；

其善止吐血、衄血者，以其性凉能治血热妄行，且血亦水属（血中明水居多），其性能引水下行，自善引血下行也。

其性颇近茅根，凡当用茅根而无鲜者，皆可以鲜芦根代之也。

鲜小蓟根解

鲜小蓟根味微辛，气微腥，性凉而润。

为其气腥与血同嗅，且又性凉濡润，故善入血分，最清血分之热。凡咳血、吐血、衄血、二便下血之因热者，服者莫不立愈。

又善治肺病结核，无论何期用之皆宜，即单用亦可奏效。

并治一切疮疡肿疼、花柳毒淋、下血涩疼。

盖其性不但能凉血止血，兼能活血解毒，是以有以上种种诸效也。

其凉润之性，又善滋阴养血，治血虚发热。至女子血崩赤带，其因热者用之亦效。

按：小蓟各处皆有，而直隶田禾间亦多生此物，是以北京之山名蓟门，即因其多生大小蓟也。

俗名刺尔菜（小蓟原名刺蓟），又名青青菜，山东俗名萋萋菜，萋字当为蓟字之转音。奉天俗名枪刀菜，因其多刺如枪刀也。

其叶长二寸许，宽不足一寸，叶边多刺，叶上微有绒毛，其叶皆在茎上，其莲紫色，高尺许，茎端开紫花，花瓣如绒丝，其大如钱作圆形状，若小绒球，其花叶皆与红花相似，嫩时可作羹，其根与茎叶皆可用，而根之性尤良。

剖取鲜者捣烂，取其自然汁冲开水服之，若以入煎剂不可久煎，宜保存其新鲜之性，约煎四五沸即取汤饮之。

又其茎中生虫即结成疙瘩，状如小枣，其凉血之力尤胜，若取其鲜者十余枚捣烂，开水冲服，以治吐血、衄血之因热者尤效。

今药房中有以此为大蓟者，殊属差误。用时宜取其生农田之间，嫩而白者。

【附案】

一少年素染花柳毒，服药治愈，惟频频咳嗽，服一切理嗽药皆不效。经西医验其血，谓仍有毒，其毒侵肺，是以作嗽。

询方于愚，俾用鲜小蓟根两许，煮汤服之，服过两旬，其嗽遂愈。

一少年每年吐血，反复三四次，数年不愈。诊其脉，血热火盛。

俾日用鲜小蓟根二两，煮汤数盅，当茶饮之，连饮二十余日，其病从此除根。

大麦芽解

大麦芽性平，味微酸（含有稀盐酸，是以善消），能入脾胃，消化一切饮食积聚。

为补助脾胃药之辅佐品（补脾胃以参、术、芪为主，而以此辅之）。

若与参、术、芪并用，能运化其补益之力，不至作胀满。

为其性善消化，兼能通利二便，虽为脾胃之药，而实善舒肝气（舒肝宜生用，炒用之则无效）。盖肝于时为春，于五行为木，原为人身气化之萌芽（气化之本在肾，气化之上达由肝，故肝为气化之萌芽），麦芽与肝为同气相求，故善舒之。

夫肝主疏泄，为肾行气，为其力能舒肝，善助肝木疏泄以行肾气，故又善于催生。

至妇人之乳汁为血所化，因其善于消化，微兼破血之性，

故又善回（无子吃乳欲回乳者，用大麦芽二两炒为末，每服五钱，白汤下）。

入丸散剂可炒用，入汤剂皆宜生用。

化学家生麦芽于理石（即石膏）上，其根蟠曲之处，理石皆成微凹，可征其消化之力。

【附案】

一妇人年三十余，气分素弱，一日忽觉有气结上脘，不能上达亦不下降。

俾单用生麦芽一两，煎汤饮之，顿觉气息通顺。

一妇人年近四旬，胁下常常作疼，饮食入胃常停滞不下行，服药数年不愈。

此肝不升、胃不降也。为疏方：用生麦芽四钱以升肝，生鸡内金二钱以降胃，又加生怀山药一两以培养脏腑之气化，防其因升之、降之而有所伤损，连服十余剂，病遂痊愈。

用麦芽应注意，视其生芽者，或未生芽而生根如白须者亦可。盖大麦经水漫，先生根而后生芽，借其生发之气，比于春气之条达，故舒肝颇效也。

受业孙静明识

茵陈解

茵陈者，青蒿之嫩苗也。

秋日青蒿结子，落地发生，贴地大如钱，至冬霜雪满地，萌芽无恙，甫经立春即勃然生长，宜于正月中旬采之。

其气微香，其味微辛、微苦，秉少阳最初之气，是以凉而能散。

《本经》谓其善治黄疸，仲景治疸证亦多用之。为其禀少阳初生之气，原与少阳同气相求，是以善清肝胆之热，兼理肝胆之郁，热消郁开，胆汁入小肠之路毫无阻隔也。

《别录》谓其利小便，除头热，亦清肝胆之功效也。

其性颇近柴胡，实较柴胡之力柔和，凡欲提出少阳之邪，而其人身弱阴虚不任柴胡之升散者，皆可以茵陈代之。

【附案】

一人，因境多拂逆，常动肝气、肝火，致脑部充血作疼。

治以镇肝、凉肝之药，服后周身大热，汗出如洗。

恍悟肝为将军之官，中寄相火，用药强制之，是激动其所寄之相火而起反动力也。

即原方为加茵陈二钱，服后即安然矣。

一少年常患头疼，诊其脉，肝胆火盛。

治以茵陈、芍药、菊花各二钱，一剂疼即止。

又即原方为加龙胆草二钱，服两剂觉头部轻爽异常，又减去芎䓖，连服四剂，病遂除根。

受业孙静明按：民国二十八年秋，同事胡君连查之二弟连元，年十七岁，患虚劳病发热甚剧，经中西医调治旬余无效。

后邀余诊视，余遵寿师治虚劳病方，加茵陈二钱，一剂热减，二剂热退，由是益知茵陈除阴虚作热之特效也。

莱菔子解

莱菔子生用味微辛、性平，炒用气香、性温。

其力能升能降，生用则升多于降，炒用则降多于升，取其升气化痰宜用生者，取其降气消食宜用炒者。

究之无论或生或炒，皆能顺气开郁，消胀除满。此乃化气之品，非破气之品，而医者多谓其能破气，不宜多服、久服，殊非确当之论。

盖凡理气之药，单服久服，未有不伤气者，而莱菔子炒熟为末，每饭后移时服钱许，借以消食顺气，转不伤气，因其能多进饮食，气分自得其养也。

若用以除满开郁，而以参、芪、术诸药佐之，虽多服、久服，亦何至伤气分乎。

【附案】

一人年五旬，当极忿怒之余，腹中连胁下突然胀起，服诸理气、开气之药皆不效。

俾用生莱菔子一两，柴胡、芎䓖、生麦芽各三钱，煎汤两盅，分三次温服下，尽剂而愈。

一人年二十五六，素多痰饮，受外感，三四日间觉痰涎凝结于上脘，阻隔饮食不能下行，须臾仍复吐出。

俾用莱菔子一两，生熟各半，捣碎煮汤一大盅，送服生赭石细末三钱，迟点半钟，再将其渣重煎汤一大盅，仍送服生赭石细末三钱，其上脘顿觉开通，可进饮食。又为开辛凉清解之剂，连服两剂痊愈。

枸杞子解

枸杞子味甘、多液，性微凉。

为滋补肝肾最良之药，故其性善明目，退虚热，壮筋骨，除腰疼，久久服之，延年益寿，此皆滋补肝肾之功也。

乃因古有隔家千里勿食枸杞之谚，遂疑其能助阳道，性或偏于温热。而愚则谓其性决不热，且确有退热之功效，此从细心体验而得，原非凭空拟议也。

【附案】

愚自五旬后，脏腑间阳分偏盛，每夜眠时，无论冬夏床头置凉水一壶，每醒一次觉心中发热即饮凉水数口，至明则壶中水已所余无几。惟临睡时嚼服枸杞子一两，凉水即可少饮一半，且晨起后觉心中格外镇静，精神格外充足。

即此以论枸杞，则枸杞为滋补良药，性未必凉而确有退热之功效，不可断言乎？

或问：枸杞为善滋阴，故能退虚热，今先生因睡醒而觉热，则此热果虚热乎？抑实热乎？

答曰：余生平胖壮，阴分不亏，此非虚热明矣。然白昼不觉热，即夜间彻夜不睡亦不觉热，惟睡初醒时觉心中发热，是热长于睡中也，其不同于泛泛之实热又明矣。

此乃因睡时心肾自然交感而生热，乃先天元阳壮旺之现象，惟枸杞能补益元阴，与先天元阳相济，是以有此功效，此所以久久服之，而能延年益寿也。

若谓其仅能退虚热，犹浅之乎视枸杞矣。且其树寿逾松柏，万年不老，无论生于何地，其根皆能直达黄泉，莫不盛茂，从未见有自枯萎者，人服枸杞而寿，或亦因斯欤。

附方：金髓煎

枸杞子，逐日择红熟者，以无灰酒浸之，蜡纸封固，勿令泄气，两月足，取入砂盆中，研烂滤取汁，同原浸之酒入银锅内，慢火熬之，不住箸搅，恐黏住不匀，候成饧，净瓶密贮。每早温酒服二大匙，夜卧再服，百日身轻气壮，积年不辍，可以羽化。

地骨皮即枸杞根上之皮也。

其根下行直达黄泉，禀地之阴气最厚，是以性凉，长于退热。为其力优于下行、有收敛之力，是以治有汗骨蒸，能止吐血、衄血，更能下清肾热，通利二便，并治二便因热下血。

且其收敛下行之力，能使上焦浮游之热因之清肃，而肺为热伤作嗽者，服之可愈。是以诸家本草，多谓其能治嗽也。惟肺有风邪作嗽者忌用，以其性能敛也。

海螵蛸、茜草解

《内经》有四乌贼骨一藘茹丸，治伤肝之病，时时前后血。方用乌贼骨四，藘茹一，丸以雀卵，如小豆大，每服五丸，鲍鱼汤送下。

按：乌贼骨即海螵蛸，藘茹即茜草，详阅诸家本草，载此二药之主治，皆谓其能治崩带，是与《内经》用二药之义相合也。

又皆谓其能消癥瘕，是又与《内经》用二药之义相反也。本草所载二药之性，如此自相矛盾，令后世医者并疑《内经》之方而不敢轻用，则良方几埋没矣。而愚对于此二药，其能治崩带洵有确实征验，其能消癥瘕与否，则又不敢遽断也。

【附案】

忆在籍时，曾治沧州董姓妇人，患血崩甚剧。其脉象虚而无力。

遂重用黄芪、白术，辅以龙骨、牡蛎、萸肉诸收涩之品，服后病稍见愈。

遂即原方加海螵蛸四钱，茜草二钱，服后其病顿愈，而分毫不见血矣。

愚于斯深知二药止血之能力，遂拟得安冲汤、固冲汤二方，于方中皆用此二药，登于处方编中以公诸医界。

又治邻村星马村刘氏妇，月信月余不止，病家示以前服之方，即拙拟安冲汤去海螵蛸、茜草也。

遂于原方中加此二药，服一剂即愈。俾再服一剂以善其后。病家因疑而问曰："所加之药如此效验，前医者如何去之？"

答曰："此医者确是细心人，彼盖见此二药有能消

癥瘕之说，因此生疑，而平素对于此二药又无确实经验，是以有此失也。"

至于海螵蛸、茜草之治带证，愚亦有确实经验。

初临证时，以妇女之带证原系微末之疾，未尝注意，后治一妇人，因病带已不起床。初次为疏方不效，后于方中加此二药，遂大见效验，服未十剂，脱然痊愈。于斯愚拟得清带汤方，此二药与龙骨、牡蛎、山药并用，登于处方编中为治带证的方。

后在沧州治一媪，年近六旬，患带下赤白相兼，心中发热，头目眩晕，已半载不起床矣。诊其脉甚洪实。
遂于清带汤中加苦参、龙胆草、白头翁各数钱，连服八剂痊愈，心热眩晕亦愈。

又治本邑一少妇，累年多病，身形羸弱，继又下白带甚剧，屡经医治不效。诊其脉，迟弱无力，自觉下焦凉甚。
亦治以清带汤。为加干姜六钱，鹿角胶三钱，炙甘草三钱，连服十剂痊愈。

统以上经验观之，则海螵蛸、茜草之治带下不又确有把握哉！至其能消癥瘕与否，因未尝单重用之，实犹欠此经验而不敢遽定也。

罂粟壳解

罂粟壳即罂粟花所结之子外包之壳也。其所结之子形如罂，中有子如粟，可作粥，甚香美（炒之则香），故名其外皮为罂粟壳，药房间省文曰米壳。

其味微酸，性平，其嫩时皮出白浆可制鸦片。

以其犹含鸦片之余气，故其性能敛肺、涩肠、固肾。治久嗽、久痢、遗精、脱肛、女子崩带。

嗽、痢初起及咳嗽兼外感者忌用。

按：罂粟壳治久嗽、久痢，诚有效验，如虚劳咳嗽证，但用山药、地黄、枸杞、玄参诸药以滋阴养肺，其嗽不止者，加罂粟壳二三钱，则其嗽可立见轻减，或又少佐以通利之品，若牛蒡、射干诸药尤为稳妥。

至于久痢，其肠中或有腐烂，若用三七、鸦胆子化其腐烂，而其痢仍不止者，当将罂粟壳数钱，与山药、芍药诸药并用，连服数剂，其痢可痊愈。

竹茹解

竹茹味淡，性微凉，善开胃郁，降胃中上逆之气，使之下行（胃气息息下行为顺），故能治呕吐，止吐血、衄血（皆降胃之功）。

《金匮》治妇人乳中虚，烦乱呕逆，有竹皮大丸，竹皮即竹茹也。

为其为竹之皮，且凉而能降，故又能清肺利痰，宣通三焦水道下通膀胱，为通利小便之要药，与叶同功而其力尤胜于叶。

又善清肠中之热，除下痢、后重、腹疼。

为其凉而宣通，损伤瘀血肿疼者，服之可消肿愈疼，融化瘀血，醋煮口漱，可止齿龈出血。

须用嫩竹外边青皮，里层者力减。

【附案】

族家婶母，年四旬，足大指隐白穴处，忽然破裂出血，且色紫甚多，外科家以为疔毒，屡次服药不效。时愚甫习医，诊其脉洪滑有力。

知系血热妄行，遂用生地黄两半，碎竹茹六钱，煎汤服之，一剂血止，又服数剂；脉亦平和。

盖生地黄凉血之力，虽能止血，然恐止后血瘀经络致生他病，辅以竹茹宣通消瘀，且其性亦能凉血止血，是以有益而无弊也。

友人刘干臣之女，嫁与邻村，得温病，干臣邀愚往视。其证表里俱热，胃口满闷，时欲呕吐。舌苔白而微黄，脉象洪滑，重按未实。问其大便，昨行一次，微燥。

一医者欲投以调胃承气汤，疏方尚未取药。愚曰：此证用承气汤尚早。遂另为疏方：用生石膏一两，碎竹茹六钱，青连翘四钱，煎汤服后，周身微汗，满闷立减，亦不复欲呕吐，从前小便短少，自此小便如常，其病顿愈。

沙参解

沙参味淡微甘，性凉，色白，质松，中空。

故能入肺清热滋阴，补益肺气，兼能宣通肺郁，故《本经》谓其主血积，肺气平而血之上逆者自消也。

人之魂藏于肝，魄藏于肺，沙参能清补肺脏以定魄，更能使肺金之气化清肃下行，镇戢肝木以安魂。魂魄安定，惊恐自化，故《本经》又谓主惊气也。

徐灵胎曰：肺主气，故肺家之药，气胜者为多。但气胜之品必偏于燥，而能滋肺者又腻滞而不清虚。惟沙参为肺家气分中理血药，色白体轻，疏通而不燥，滑泽而不滞，血阻于肺者，非此不能清也。

沙参以体质轻松，中心空者为佳，然必生于沙碛之上，土性松活，始能如此。渤海之滨，沙碛绵亘，纯系蚌壳细末，毫无土质，其上所长沙参，粗如拇指，中空大于藕孔。其味且甘于他处沙参，因其处若三四尺深即出甜水，是以所长之沙参，其味独甘，鲜嚼服之，大能解渴，故以治消渴尤良。

其叶光泽如镜，七月抽茎开白花，纯禀金气，肺热作嗽者，用之甚效，洵良药也。

连翘解

连翘味淡微苦，性凉，具升浮宣散之力，流通气血，治十二经血凝气聚，为疮家要药。

能透表解肌，清热逐风，又为治风热要药。

且性能托毒外出，又为发表疹瘾要药。

为其性凉而升浮，故又善治头目之疾。凡头疼、目疼、齿疼、鼻渊，或流浊涕成脑漏证，皆能主之。为其味淡能利小便，故又善治淋证、溺管生炎。

仲景方中所用之连轺，乃连翘之根，即《本经》之连根也。其性与连翘相近，其发表之力不及连翘，而其利水之力则胜于连翘，故仲景麻黄连轺赤小豆汤用之，以治瘀热在里，身将发黄，取其能导引湿热下行也。

按： 连翘诸家皆未言其发汗，而以治外感风热，用至一两必能出汗，且其发汗之力甚柔和，又甚绵长。

【附案】

曾治一少年，风温初得。

俾单用连翘一两煎汤服，彻底微汗，翌晨病若失。

连翘形圆而尖，其状似心，故善清心热。

心与小肠相表里，又能清小肠热，通五淋而利小便。

为其气薄体轻，具有透表作用；

壳内有房，房中有粒状小心，捻碎嗅之辛香有油，是以借此芳香之力可解郁热；

因含油质，故发汗时较他药柔和而绵长也。

受业孙静明谨注

又连翘善理肝气，既能舒肝气之郁，又有平肝气之盛。

曾治一媪，年过七旬，其手连臂肿疼，数年不愈，其脉弦而有力。

遂于清热消肿药中，每剂加连翘四钱，旬日肿消疼愈，其家人谓："媪从前最易愤怒，自服此药后不但病愈，而愤怒全无，何药若是之灵妙也？"由是观之，连翘可为理肝气要药矣。

川楝子解

大如栗者是川楝子，他处楝子小而味苦，去核名金铃子。

川楝子味微酸、微苦，性凉，酸者入肝，苦者善降，能引肝胆之热下行自小便出，故治肝气横恣，胆火炽盛，致胁下掀疼。

并治胃脘气郁作疼，木能疏土也。

其性虽凉，治疝气者恒以之为向导药，因其下行之力能引诸药至患处也。

至他处之苦楝子，因其味苦有小毒，除虫者恒用之。

薄荷解

薄荷味辛，气清郁香窜，性平，少用则凉，多用则热（如以鲜薄荷汁外擦皮肤，少用殊觉清凉，多用即觉灼热）。

其力能内透筋骨，外达肌表，宣通脏腑，贯串经络，服之能透发凉汗，为温病宜汗解者之要药。

若少用之，亦善调和内伤，治肝气胆火郁结作疼，或肝风内动，忽然痫痉瘛疭，头疼、目疼，鼻渊、鼻塞，齿疼、咽喉肿疼，肢体拘挛作疼，一切风火郁热之疾，皆能治之。

痢疾初起挟有外感者，亦宜用之，散外感之邪，即以清肠中之热，则其痢易愈。

又善消毒菌（薄荷冰善消霍乱毒菌，薄荷亦善消毒菌可知），逐除恶气，一切霍乱痧证，亦为要药。

为其味辛而凉，又善表疹瘾，愈皮肤瘙痒，为儿科常用之品。

温病发汗用薄荷，犹伤寒发汗用麻黄也。麻黄服后出热汗，热汗能解寒，是以宜于伤寒；薄荷服后出凉汗，凉汗能清温，是以宜于温病。若以麻黄发温病之汗，薄荷发伤寒之汗，大抵皆不能出汗，即出汗亦必不能愈病也。

按：薄荷古原名苛，以之作蔬，不以之作药。《本经》《别录》皆未载之，至唐时始列于药品，是以《伤寒论》诸方未有用薄荷者。

然细审《伤寒论》之方，确有方中当用薄荷，因当时犹未列入药品，即当用薄荷之方，不得不转用他药者。

试取伤寒之方论之，如麻杏甘石汤中之麻黄，宜用薄荷代之。盖麻杏甘石汤，原治汗出而喘无大热，既云无大热，其仍有热可知，有热而犹用麻黄者，取其泻肺定喘也。然麻黄能泻肺定喘，薄荷亦能泻肺定喘（薄荷之辛能抑肺气之盛，又善搜肺风），用麻黄以热治热，何如用薄荷以凉治热乎？

又如凡有葛根诸汤中之葛根，亦可以薄荷代之。盖葛根原所以发表阳明在经之热，葛根之凉不如薄荷，而其发表之力又远不如薄荷，则用葛根又何如用薄荷乎？

斯非背古训也，古人当药物未备之时，所制之方原有不能尽善尽美之处。无他，时势限之也。吾人当药物既备之时，而不能随时化裁，与古为新，是仍未会古人制方之意也。医界之研究伤寒者，尚其深思愚言哉。

茯苓、茯神解

茯苓气味俱淡，性平，善理脾胃，因脾胃属土，土之味原淡（土味淡之理，徐灵胎曾详论之），是以《内经》谓淡气归胃，而《慎柔五书》上述《内经》之旨，亦谓味淡能养脾阴。

盖其性能化胃中痰饮为水液，引之输于脾而达于肺，复下循三焦水道以归膀胱，为渗湿利痰之主药。

然其性纯良，泻中有补，虽为渗利之品，实能培土生金，有益于脾胃及肺。

且以其得松根有余之气，伏藏地中不外透生苗，故又善敛心气之浮越以安魂定魄，兼能泻心下之水饮以除惊悸，又为心经要药。

且其伏藏之性，又能敛抑外越之水气转而下注，不使作汗透出，兼为止汗之要药也。

其抱根而生者为茯神，养心之力，较胜于茯苓。

刘潜江曰：茯苓本古松灵气纶结成形，卢子繇谓其精英不发于枝叶，返旋生气吸伏于踵，一若真人之息，若但视为利湿，殆有未然。

盖松之凌冬不凋，非以其禀真阳之性耶？乃其气入土，久而结茯苓，是其质成于阴气禀于阳也。陶隐居谓其无朽蛀，埋地中三十年，犹色理无异，不可见其坚贞哉。

茯苓若入煎剂，其切作块者，终日煎之不透，必须切薄片，或捣为末，方能煎透。

【附案】

友人竹芷熙曰："嵊县地固多山，在葛溪口，嵊东山名也。本重峦叠嶂，峰回水绕之所，吴氏聚族而居，约四五十家，以种苓为业，其种苓之法，秘而不宣，虽亲戚不告焉。新嵊药肆间，茯苓皆出于是。春间吴氏之媳病，盖产后月余，壮热口渴不引饮，汗出不止，心悸不寐，延余往治。病人面现红色，脉有滑象。急用甘草、麦冬、竹叶、柏子仁、浮小麦、大枣煎饮不效；继用酸枣仁汤，减芎䓖，加浮小麦、大枣，亦不效；又用归脾汤加龙骨、牡蛎、萸肉则仍然如故。当此之时，余束手无策，忽一人进而言曰：'何不用补药以缓之'，余思此无稽之谈，所云补药者，心无见识也，姑漫应之，时已届晚寝之时。至次日早起，其翁奔告曰：'予媳之病昨夜用补药医痊矣。'余将信将疑，不识补药究系何物。乃翁持渣来见，钵中有茯苓四五两。噫，茯苓焉，胡为云补药哉？余半晌不能言。危坐思之，凡病有一线生机，皆可医治。茯苓固治心悸之要药，亦治汗出之主药。仲景治伤寒汗出而渴者五苓散，不渴者茯苓甘草汤。伤寒厥而心下悸者，宜先治水，当服茯苓甘草汤。——可知心悸者汗出过多，心液内涸，肾水上救入心则悸，余药不能治水，故用茯苓以镇之。是证心悸不寐，其不寐由心悸而来，即心悸亦从汗出而来，其壮热口渴不引饮，脉滑，皆有水气之象。今幸遇种苓家，否则汗出不止，终当亡阳，水气凌心，必当灭火，是谁之过欤？余引咎而退。"

观竹君此论，不惜暴一己之失，以为医界说法，其疏解经文之处，能将仲景用茯苓之深意，彰彰表出，固其析理之精，亦见其居心之厚也。夫仁人之后必昌，君之哲嗣名余祥，青年英发，驰名医界，时与愚有鱼雁往来，其造就固未可量也。

湖北天门县崔兰亭来函云：民纪十九年，四十八师李团长夫人，头目眩晕，心中怔忡，呕吐涎沫，有时觉气上冲，昏聩不省人事。军医治以安神之药无效，继又延医十余人，皆服药无效，危险已至极点。生诊其脉，浮而无力，视其形状无可下药。

恍悟四期《医学衷中参西录》茯苓解中，所论重用茯苓之法，当可挽回此证。

遂俾单用茯苓一两煎汤服之，服后甫五分钟，病即轻减，旋即煎渣再服，益神清气爽，连服数剂，病即痊愈。后每遇类此证者，投此方皆可奏效。

木通解

木通味苦性凉，为藤蔓之梗，其全体玲珑通彻，故能贯串经络，通利九窍。

能泻上焦之热，曲曲引之下行自水道达出，为利小便清淋浊之要药。

其贯串经络之力，又能治周身拘挛，肢体痹疼，活血消肿，催生通乳，多用亦能发汗。

愚平素不喜用苦药，木通诸家未尝言苦，而其味实甚苦。因虑人嫌其苦口难服，故于木通未尝独用重用，以资研究。

近因遇一肢体关节肿疼证，投以清热利湿活血之品，更以西药阿斯必林佐之，治愈。适法库门生万泽东来奉，因向彼述之，泽东曰："《金鉴》治三痹（行捻、痛痹、著痹）有木通汤方，学生以治痛痹极有效验，且服后必然出汗，曾用数次，皆一剂而愈。"

愚曰："我亦见其方，但未尝试用，故不知如此神效，既效验如此，当急录出以公诸医界。"爰列其方于下：

【木通汤】

用木通一味，不见水者（其整者皆未见水，搗碎用）二两，以长流水二碗煎一碗，热服取微汗，不愈再服，以愈为度。

若其痛上下左右流走相移者，加羌活、防风以祛风邪；其痛凉甚者，有汗加附子，无汗加麻黄以去寒邪；

其痛重著难移者，加防己以胜湿邪。

其所应加之药，不可过三钱，弱者俱减半服。

蒲黄解

蒲黄味淡、微甘、微辛，性凉。

善治气血不和，心腹疼痛，游风肿疼，颠仆血闷（用生蒲黄半两，煎汤灌下即醒），痔疮出血（水送服一钱，日三次），女子月闭腹痛，产后瘀血腹疼，为其有活血化瘀之力，故有种种诸效。

若炒熟用之（不宜炒黑），又善治吐血、咳血、衄血、二便下血、女子血崩带下。

外用治舌胀肿疼，甚或出血，一切疮疡肿疼，蜜调敷之（皆宜用生者），皆有捷效。

为其生于水中，且又味淡，故又善利小便。

邹润安曰："凡生水中之物，皆以水为父母，而听其消涨以为荣枯。矧蒲黄又生于四五月大火得令时，能吸火气以媾于水而成中五之色者，是能合水火之精以成土者也。人身惟水火不谐方小便不利，而为心腹膀胱寒热。蒲黄象土，本可防水，且又生于水中，用之使调和水火，则寒热于以解，小便遂自利，柔化之功反速于刚制也。若夫热傍水势而迫血妄行，热阻水行而停血成瘀，则亦行者能止、瘀者能消，而均可无虑。故《本经》谓其主心腹膀胱寒热，利小便，止血又消瘀血也。"

详观此论，是蒲黄之性原善化瘀血，又善止血妄行。非炒至色紫黑，始能止血也。即欲炒用之以止血，亦惟炒熟而已，断不宜过炒之以失其本性。

邹氏又谓："《金匮》用蒲灰散，利小便治厥而为皮水，解者或以为香蒲，或以为蒲席烧灰。然香蒲但能清上热，不云能利水。败蒲席，《别录》主筋溢恶疮，亦非利水之物。蒲黄，《本经》主利小便，且《本事方》《芝隐方》皆述其治舌胀神验，予亦曾治多人，毫丝不爽，不正合治水之肿于皮乎？夫皮水为肤腠间病，不应有厥，厥者下焦病也。膀胱与肾为表里，膀胱以水气归皮，致小便不利，气阻而成寒热，则肾亦承其弊为之阴壅，而阳不得达，遂成厥焉。病本在外，非可用温，又属皮水，无从发散，计惟解心腹膀胱之寒热，使小便得利，又何厥逆之有，以是知其为蒲黄无疑也。曰蒲灰者，蒲黄之质，固有似于灰也。"

按：蒲黄诚为妙药，失笑散用蒲黄、五灵脂等分生研，每用五钱，水酒各半，加醋少许，煎数沸连渣服之，能愈产后腹疼于顷刻之间。

人多因蒲黄之质甚软，且气味俱淡，疑其无甚力量而忽视之，是皆未见邹氏之论，故不能研究《本经》主治之文也。

三棱、莪术解

三棱气味俱淡，微有辛意；莪术味微苦，气微香，亦微有辛意，性皆微温。为化瘀血之要药。以治男子疹癖，女子癥瘕，月闭不通，性非猛烈而建功甚速。

其行气之力，又能治心腹疼痛，胁下胀疼，一切血凝气滞之证。

若与参、术、芪诸药并用，大能开胃进食，调血和血。

若细核二药之区别，化血之力三棱优于莪术，理气之力莪术优于三棱。

药物恒有独具良能，不能从气味中窥测者。如三棱、莪术性近和平，而以治女子瘀血，虽坚如铁石亦能徐徐消除，而猛烈开破之品转不能建此奇功，此三棱、莪术独具之良能也。而耳食者流，恒以其能消坚开瘀，转疑为猛烈之品而不敢轻用，几何不埋没良药哉？

三棱、莪术，若治陡然腹胁疼痛，由于气血凝滞者，可但用三棱、莪术，不必以补药佐之。

若治瘀血积久过坚硬者，原非数剂所能愈，必以补药佐之，方能久服无弊。或用黄芪六钱，三棱、莪术各三钱，或减黄芪三钱，加野台参三钱。其补破之力皆可相敌，不但气血不受伤损，瘀血之化亦较速，盖人之气血壮旺，愈能驾驭药力以胜病也。

【附案】

邻村武生李卓亭夫人，年三十余，癥瘕起于少腹，渐长而上，其当年长者尚软，隔年即硬如石。七年之间，上至心口，旁塞两肋，饮食减少，时而昏睡。剧时昏睡一昼夜，不饮不食，屡次服药无效。后愚为诊视，脉虽虚弱，至数不数。

许为治愈，授以拙拟理冲汤方（方载三期八卷，中有三棱、莪术各三钱），病人自揣其病断无可治之理，竟置不服。

次年病益进，昏睡四日不醒，愚用药救醒之，遂恳切告之曰："去岁若用愚方，病愈已久，何至危困若此，然此病尚可为，慎勿再迟延也。"仍为开前方。病人喜，信愚言，连服三十余剂，磊块皆消。

惟最初所结之病根，大如核桃之巨者尚在。又加水蛭（不宜炙），服数剂痊愈。

乳香、没药解

乳香气香窜，味淡，故善透窍以理气；没药气则淡薄，味则辛而微酸，故善化瘀以理血。

其性皆微温。二药并用为宣通脏腑、流通经络之要药。故凡心胃、胁腹、肢体、关节诸疼痛，皆能治之。

又善治女子行经腹疼，产后瘀血作疼，月事不以时下。

其通气活血之力，又善治风寒湿痹，周身麻木，四肢不遂及一切疮疡肿疼，或其疮硬不疼。

外用为粉以敷疮疡，能解毒、消肿、生肌、止疼。

虽为开通之品，不至耗伤气血，诚良药也。

按：乳香、没药，最宜生用，若炒用之则其流通之力顿减。至用于作丸散中者，生轧作粗渣入锅内，隔纸烘至半熔，候冷轧之即成细末，此乳香、没药去油之法。

【附案】

一人年三十许，当脐忽结癥瘕，自下渐长而上。初长时稍软，数日后即硬如石，旬日长至心口，向愚询方。自言凌晨冒寒，得于途间。

愚再三思之，不得其证之主名，然即形迹论之，约不外气血凝滞。

为疏方：用当归、丹参、乳香、没药各五钱，流通气血之中，大具融化气血之力，连服十剂痊愈。

以后用此方，治内外疮疡、心腹肢体疼痛。凡病之由于气血凝滞者，恒多奇效，因将其方登于三期四卷，名活络效灵丹。

一少妇左胁起一疮，其形长约五寸，上半在乳，下半在肋，皮色不变，按之甚硬而微热于他处。延医询方，调治两月不效，且渐大于从前。

后愚诊视，阅其所服诸方，有遵林屋山人治白疮力方治者，有按乳痛治者，愚晓病家曰："此证硬而色白者阴也，按之微热者阴中有阳也，统观所服诸方，有治纯阴纯阳之方，无治半阴半阳之方，勿怪其历试皆不效也。"

亦俾用活络效灵丹作汤服之（此方原有作汤服、作散服两种服法，若作散服，每次四钱，温酒送下），数剂见消，服至三十剂，消无芥蒂。

一邻村妇人，心腹疼痛异常，延医服药无效，势近垂危。其家人夜走四五里叩门求方。

适愚他出，长子荫潮为开活络效灵丹授之。煎服一剂即愈。盖拟得此方以来，十余年间，治愈心腹疼痛者不胜纪矣。

常山解

常山性凉，味微苦，善消脾中之痰，为治疟疾要药（疟疾皆系脾中多痰，凡久疟胁下有硬块名疟母者，皆系脾胀兼有痰也）。

少服则痰可徐消，若多服即可将脾中之痰吐出。

为其多服即作呕吐，故诸家本草皆谓其有毒，医者用之治疟，亦因此不敢多用，遂至有效有不效。

若欲用之必效，当效古人一剂三服之法：用常山五六钱，煎汤一大盅，分五六次徐徐温饮下，即可不作呕吐，疟疾亦有八九可愈。

【附案】

民纪六年，愚欲将《医学衷中参西录》初期付梓，时当仲夏，誊写真本，劳碌过度，兼受暑，遂至病疟。

乃于不发疟之日清晨，用常山八钱，煎汤一大碗，徐徐温饮之，一次止饮一大口，饮至日夕而剂尽，心中分毫未觉难受，而疟亦遂愈。

后遂变汤剂为丸剂，将常山轧细过罗，水泛为丸，桐子大，每服八分，一日之间自晨至暮服五次，共服药四钱，疟亦可愈。

若病发时，热甚剧者，可用生石膏一两煎汤，初两次服药时，可用此汤送服。西人谓病疟者有疟虫，西药金鸡纳霜善除疟虫，故善治疟，常山想亦善除疟虫之药品欤？

山楂解

山楂味至酸、微甘，性平，皮赤肉红黄，故善入血分为化瘀血之要药。

能除疝癖癥瘕，女子月闭，产后瘀血作疼（俗名见枕疼）。

为其味酸而微甘，能补助胃中酸汁，故能消化饮食积聚，以治肉积尤效。

其化瘀之力，更能蠲除肠中瘀滞，下痢脓血，且兼入气分以开气瘀痰结，疗心腹疼痛。

若以甘药佐之（甘草、蔗糖之类，酸甘相合，有甲己化土之义），化瘀血而不伤新血，开郁气而不伤正气，其性尤和平也。

女子至期月信不来，用山楂两许煎汤，冲化红蔗糖七八钱服之即通，此方屡试屡效。若月信数月不通者，多服几次亦通下。

痢疾初得者，用山楂一两，红白蔗糖各五钱，好毛尖茶叶钱半，将山楂煎汤，冲糖与茶叶在盖碗中，浸片时，饮之即愈。

《本草纲目》"山楂"后载有两方：一方治肠风下血，若用凉药、热药、补脾药俱不效者，独用干山楂为末，艾叶煎汤调下，应手即愈；一方治痘疹干黑危困者，用山楂为末，紫草煎酒调服一钱。

按：此二方皆有效验，故附载之。

石榴解

石榴有酸甜二种，以酸者为石榴之正味，故入药必须酸者。

其性微凉，能敛戢肝火，保合肺气，为治气虚不摄、肺劳喘嗽之要药。又为治肝虚风动，相火浮越之要药。

若连皮捣烂煮汤饮之，又善治大便滑泻，小便不禁，久痢不止，女子崩带。以其皮中之液最涩，故有种种诸效也。

愚在籍时，最喜用酸石榴，及至奉天，欲用此物，恒遣人搜罗鲜果铺数十家，仅得一二枚，又恒有搜罗终日而一枚不得者。盖酸石榴必来自关里，本地之石榴则无一酸者，此或土地攸关欤？抑或酸石榴之种未至东省欤？愚今言此，欲医界同仁若用石榴时，当自尝其果系酸者，而后可以之入药也。

【附案】

周姓叟，年近七旬，素有劳疾，且又有阿片嗜好。于季秋患温病，阳明腑热炽盛，脉象数而不实，喘而兼嗽，吐痰稠黏。

投以白虎加人参汤以生山药代粳米，一剂大热已退，而喘嗽仍不愈，且气息微弱似不接续。其家属惶恐以为难愈，且谓如此光景难再进药。

愚曰："此次无须用药，寻常服食之物即可治愈。"为疏方：用生怀山药两半，酸石榴自然汁六钱，甘蔗自然汁一两，生鸡子黄四个，先将山药煎取清汤一大碗，再将余三味调入碗中，分三次温饮下，尽剂而愈。

后屡用此方治愈多人，遂将其方登于《衷中参西录》，名之曰宁嗽定喘饮。

门生高如璧之父，曾向愚问治泄泻方，语以酸石榴连皮捣烂，煮服甚效。后岁值壬寅，霍乱盛行，有甫受其病泄泻者，彼与以服酸石榴方，泄泻止而病亦遂愈。

盖霍乱之上吐下泻，原系肝木挟外感之毒克伐脾胃，乃当其病势犹未横恣，急以酸石榴敛戢肝木，使不至助邪为虐，致吐泻不已，则元气不漓，自可以抗御毒菌。

况酸石榴之味至酸，原有消除毒菌之力乎（凡味至酸者，皆善消）！古方治霍乱多用木瓜，取共酸能敛肝也，酸石榴之酸远胜木瓜，是以有效也。

邻村张氏妇，年过四旬，素患肺劳喘嗽，夜不安枕者已数年矣。无论服何药皆无效验。

一晚偶食酸石榴，觉夜间喘嗽稍轻。从此每晚服之，其喘嗽日轻一日，连服过三月，竟脱然无累矣。

龙眼肉解

龙眼肉味甘，气香，性平，液浓而润，为心脾要药。

能滋生心血（凡药之色赤液浓而甘者，皆能生血），兼能保合心气（甘而且香者皆能助气），能滋补脾血（味甘归脾），兼能强健脾胃（气香能醒脾），故能治思虑过度，心脾两伤（脾主思，过思则伤脾）。或心虚怔忡，寝不成寐，或脾虚泄泻，或脾虚不能统血，致二便下血。

为其味甘能培补脾土，即能有益肺金（土生金）。故又治肺虚劳嗽，痰中带血。

食之甘香适口，以治小儿尤佳。

【附案】

一少年心中怔忡，夜不能寐，其脉弦硬微数。

知其心脾血液短也，俾购龙眼肉，饭甑蒸熟，随便当点心，食之至斤余，病遂除根。

一六七岁童子，大便下血，数月不愈，服药亦无效。

亦俾蒸熟龙眼肉服之，约日服两许，服旬日痊愈。

一妇人年四十许，初因心中发热，气分不舒，医者投以清火理气之剂，遂泄泻不止。更延他医投以温补之剂，初服稍轻，久服则泻仍不止，一日夜四五次，迁延半载，以为无药可医。

后愚为诊视，脉虽濡弱而无弦数之象，知犹可治。但泻久身弱，虚汗淋漓，心中怔忡，饮食减少。

踌躇再四，为拟方：用龙眼肉、生山药、炒白术各一两，补脾兼补心肾。数剂泻止，而汗则加多。

遂于方中加生龙骨、生牡蛎各六钱，两剂汗止，又变为漫肿。

盖从前泻时小便短少，泻止后小便仍少，水气下无出路，故蒸为汗，汗止又为漫肿也。斯非利小便，使水气下行不可。特其平素常觉腰际凉甚，利小便之药，凉者断不可服，遂去龙骨、牡蛎，加椒目三钱，连服十剂痊愈。

柏子仁解

柏子仁味微甘、微辛，气香性平，多含油质。

能补助心气，治心虚惊悸怔忡；

能涵濡肝木，治肝气横恣胁疼；

滋润肾水，治肾亏虚热上浮；

虽含油质甚多，而性不湿腻，且气香、味甘，实能有益脾胃。

《本经》谓其除风湿痹。胃之气化壮旺，由中四达，而痹者自开也。

其味甘而兼辛，又得秋金肃降之气，能入肺宁嗽定喘，导引肺气下行。

统言之，和平纯粹之品，于五脏皆有补益，故《本经》谓安五脏也。

宜去净皮，炒香用之，不宜去油。

徐灵胎曰："柏得天地坚刚之性以生，不与物变迁，经冬弥翠，故能宁心神，敛心气，而不为邪风游火所侵克也。"

又曰："人之生理谓之仁，仁藏于心。物之生机在于实，故实亦谓之仁，凡草木之仁，皆能补心气，以类相应也。"

周伯度曰："柏为百木之长，叶独西指，是为金木相媾，仁则色黄白而味甘辛，气清香，有脂而燥，虽润不腻，故肝得之而风虚能去；脾得之而湿痹能通，肺得之而大肠虚秘能已。《金匮》竹皮大丸，喘加柏实者，肺病亦肝病也。盖妇人乳中烦呕，是肝气之逆，逆则不下归肾而上冲肺，柏实得西指之气能降肺以戢肝，喘宁有不止者乎？此与其他喘证不同，故用药亦异也。"

凡植物皆喜阳光，故树杪皆向东南，柏树则独向西北（不单西指），西北者金水合并之方也。

且其实成于秋而采于冬，饱经霜露，得金水之气尤多。

肝脏属木，中寄相火，性甚暴烈，《内经》名为将军之官，如骄将悍卒，必恩威并用而后能统驭之。

柏子仁既禀金、水之气，水能滋木，如统师旅者之

209

厚其饷也；金能镇木，如统师旅者之严其律也。滋之镇之，则肝木得其养兼得其平，将军之官安其职矣。

《本经》谓柏实能安五脏，而实于肝脏尤宜也。

曾治邻村毛姓少年，其肝脏素有伤损，左关脉独微弱，一日忽胁下作疼。

俾单用柏子仁一两，煎汤服之立愈。观此，则柏子仁善于理肝可知矣。

大枣解

大枣味甘、微辛，性温，其津液浓厚滑润，最能滋养血脉，润泽肌肉，强健脾胃，固肠止泻，调和百药，能缓猛药健悍之性，使不伤脾胃。是以十枣汤、葶苈大枣汤诸方用之。

若与生姜并用，为调和营卫之妙品。是以桂枝汤、柴胡汤诸方用之。

《本经》谓其能安中者，因其味至甘，能守中也。

又谓其能通九窍者，因其津液滑润且微有辛味，故兼有通利之能也。

谓其补少气少津液者，为其味甘能益气，其津液浓厚滑润，又能补人身津液之不足也。

虽为寻常食品，用之得当，能建奇功。

周伯度曰："生姜味辛、色黄，由阳明入卫；大枣味甘、色赤，由太阴入营。其能入营由于甘中有辛，惟能甘守之力多，得生姜乃不至过守；生姜辛通之力多，得大枣乃不至过通，二药并用所以为和营卫主剂。"

《本经》名之为大枣者，别于酸枣仁之小枣也。凡枣之酸者皆小，甘者皆大。而大寒又非一种，约以生食不脆，干食肉多，味极甘者为入药之品。

若用为服食之物，而日日食之者，宜先用水将枣煮两三沸，迟一点钟将枣捞出（此时尝其煮枣之水甚苦，故先宜将苦水煮出），再用饭甑上蒸熟。则其味甘美，其性和平，可以多服久服，不至生热。

【附案】

邑中友人赵厚庵，身体素羸弱，年届五旬，饮食减少，日益消瘦。

询方于愚，俾日食熟大枣数十枚，当点心用之。后年余觌面貌较前丰腴若干。自言："自闻方后，即日服大枣，至今未尝间断，饮食增于从前三分之一，是以身形较前强壮也。"

表叔高福亭先生，年过五旬，胃阳不足，又兼肝气郁结，因之饮食减少，时觉满闷，服药半载，毫无效验。

适愚远游还里，觌面谈及，俾用大枣六斤，生姜一斤，切片，同在饭甑蒸熟，臼内捣如泥，加桂枝尖细末三两，炒熟麦面斤半，和匀捏成小饼，炉上炙干，随意当点心服，尽剂而愈。

胡桃解（亦名核桃）

胡桃味微甘，气香，性温。多含油质，将油榨出，须臾即变黑色。

为滋补肝肾，强健筋骨之要药，故善治腰疼腿疼，一切筋骨疼痛。

为其能补肾，故能固齿牙，乌须发，治虚劳喘嗽，气不归元，下焦虚寒，小便频数，女子崩带诸证。

其性又能消坚开瘀，治心腹疼痛，砂淋、石淋杜塞作疼，肾败不能漉水，小便不利。

或误吞铜物，多食亦能消化（试与铜钱同嚼，其钱即碎，能化铜可知）。

又善消疮疽及皮肤疥癣、头上白秃。

又能治疮毒深入骨髓，软弱不能步履。

果之有核，犹人之有骨，是以骨亦名骸，其偏旁皆从亥也。胡桃之核，较他核为最大，且其中之仁，又含有多脂而色黑，其善于补骨，更能补骨中之髓可知（齿为骨之余，食酸龈齿者，嚼胡桃仁即愈，亦能补骨之实证）。

【附案】

曾治一幼童，五龄犹不能行，身多疮疡，治愈复发，知其父素有梅毒，此系遗传性病在骨酿也。

为疏方：每剂中用胡桃仁八钱，佐以金银花、白鲜皮、土茯苓、川贝母、玄参、甘草诸药，如此方少有加减，服药二十余剂，其疮皆愈，从此渐亦能行步矣。

古方治虚寒喘嗽，腰腿酸痛，用胡桃仁二十两烂研，补骨脂十两酒蒸为末，蜜调如饴，每晨酒服一大匙，不能饮者热水调服。

汪切庵谓，补骨脂属火，入心包、命门，能补相火以通君火，暖丹田，壮元阳；胡桃属木，能通命门，利三焦，温肺润肠，补养气血，有木火相生之妙。愚常用之以治下焦虚寒之证，诚有奇效。

又前方加杜仲一斤，生姜炒蒜四两，同为丸，名青娥丸，治肾虚腰疼。而此方不但治肾虚腰疼也，以治虚寒腿疼亦极效验。

曾治一媪，年过六旬，腿疼年余不愈，其脉两尺沉细。俾日服青娥丸，月余痊愈。若虚寒之甚者，可于方中加生硫黄三两。至硫黄生用之理，观三期八卷所载服生硫黄法自明。

按：胡桃仁形状，殊似人脑，其薄皮上有赤纹，又极似人之脑神经，故善补脑，常食令人不忘。盖精髓骨髓，本一气贯通，同属于肾，胡桃即善补肾强筋骨，其补脑也自属连份带功能耳。

受业张方舆谨注

五味子解

五味子性温，五味俱备，酸咸居多。

其酸也能敛肺，故《本经》谓主咳逆上气；

其咸也能滋肾，故《本经》谓其强阴益男子精。

其酸收之力，又能固摄下焦气化，治五更泄泻，梦遗失精及消渴小便频数，或饮一溲一，或饮一溲二。

其至酸之味，又善入肝，肝开窍于目，故五味子能敛瞳子散大。

然其酸收之力甚大，若咳逆上气挟有外感者，须与辛散之药同用（若干姜、生姜、麻黄、细辛诸药），方能服后不至留邪。

凡入煎剂宜捣碎，以其仁之味辛与皮之酸味相济，自不至酸敛过甚，服之作胀满也。

邹润安曰："《伤寒论》凡遇咳者，总加五味子、干姜，义甚深奥。经云'脾气散精，上归于肺'，是故咳虽肺病，而其源实主于脾，惟脾家所散上归之精不清，则肺家通调水道之令不肃，后人治咳但知润肺消痰，不知润肺则肺愈不清，消痰则转能伤脾，而痰之留于肺者究莫消也。干姜温脾肺是治咳之来路，来路清则咳之源绝矣；五味使肺气下归于肾是治咳之去路，去路清则气肃降矣。合两药而言，则为一开一阖，当开而阖是为关门逐盗；当阖而开则恐津液消亡，故小青龙汤及小柴胡汤、真武汤、四逆散之兼咳者皆用之，不嫌其表里无别也。"

萆薢解

萆薢味淡，性温。

为其味淡而温，故能直趋膀胱，温补下焦气化，治小儿夜睡遗尿，或大人小便频数，致大便干燥。

其温补之性，兼能涩精秘气，患淋证者禁用，三期四卷醒脾升陷汤后曾详论之。

鸡内金解

鸡内金，鸡之脾胃也，其中原含有稀盐酸，故其味酸而性微温。

中有瓷、石、铜、铁皆能消化，其善化瘀积可知。

《内经》谓"诸湿肿满，皆属于脾"。盖脾中多回血管，原为通彻玲珑之体，是以居于中焦以升降气化。若有瘀积，气化不能升降，是以易致胀满。

用鸡内金为脏器疗法，若再与白术等分并用，为消化瘀积之要药，更为健补脾胃之妙品，脾胃健壮，益能运化药力以消积也。

且为鸡内金含有稀盐酸，不但能消脾胃之积，无论脏腑何处有积，鸡内金皆能消之，是以男子痃癖、女子癥瘕，久久服之皆能治愈。

又凡虚劳之证，其经络多瘀滞，加鸡内金于滋补药中，以化其经络之瘀滞而病始可愈。

至以治室女月信一次未见者，尤为要药。

盖以其能助归、芍以通经，又能助健补脾胃之药，多进饮食以生血也。

【附案】

沈阳城西龚庆龄，年三十岁，胃脘有硬物杜塞，已数年矣。饮食减少，不能下行，来院求为诊治，其脉象沉而微弦，右部尤甚。

为疏方：用鸡内金一两，生酒曲五钱，服数剂硬物全消。

奉天大东关史仲埙，年近四旬，在黑龙江充警察署长。为腹有积聚，久治不愈，还奉求为诊治。其积在左胁下，大径三寸，按之甚硬，时或作疼，呃逆气短，饮食减少，脉象沉弦。

此乃肝积、肥气之类。俾用生鸡内金三两，柴胡一两，共为末，每服一钱半，日服三次，旬余痊愈。

奉天海龙秦星垣，年三十余，胃中满闷，不能饮食，自觉贲门有物窒碍，屡经医治，分毫无效。脉象沉牢。为疏方：鸡内金六钱，白术、赭石各五钱，乳香、没药、丹参各四钱，生桃仁二钱，连服八剂痊愈。星垣喜为登报声明。

奉天大东关宋氏女，年十九岁。自十七岁时，胃有瘀滞作疼，调治无效，浸至不能饮食。脉象沉而无力，右部尤甚。

为疏方：鸡内金一两，生酒曲、党参各五钱，三棱、莪术、知母各三钱，樗鸡（俗名红娘子）十五个，服至八剂，大小二便皆下血，胃中豁然，其疼遂愈。

盐山龙潭庄许李氏妇，年近三旬，胃脘旧有停积数年不愈，渐大如拳甚硬，不能饮食。左脉弦细，右脉沉濡。

为疏方：鸡内金八钱，生箭芪六钱，三棱、莪术、乳香、没药各三钱，当归、知母各四钱，连服二十余剂，积全消。

友人毛仙阁治一孺子，自两三岁时腹即胀大，至五六岁益加剧，面目黄瘦，饮食减少，俗所谓大肚痞也。

仙阁见拙拟期颐饼方后载，若减去芡实，可治小儿疳积痞胀，大人癥瘕积聚。遂用其方（方系生鸡内金细末三钱，白面半斤，白砂糖不拘多少，和作极薄小饼，烙至焦熟，俾作点心服之），月余痊愈。

愚之来奉也，奉天税捐局长齐自芸先生为之介绍也。时先生年已七旬，而精神矍铄，公余喜观医书，手不释卷。岁在戊午，天地新学社友人，将《医学衷中参西录》初期稿印行于奉天，先生见书奇，赏之。

适于局中书记之夫人患癥瘕证，数年不愈，浸至不能起床，向先生求方，先生简书中理冲汤方（方载三期八卷）与之。

且按方后所注，若身体羸弱，脉象虚数者，去三棱、莪术，将方中鸡内金改用四钱，服至十余剂痊愈。

先生遂购书若干遍送友人，因联合同志建立达医院延愚来奉矣。

受业高崇勋按：五期二卷（论鸡内金为治好干血痨要药）论鸡内金善化瘀血，阐发益精，可参观。

穿山甲解

穿山甲味淡，性平，气腥而窜。

其走窜之性无微不至，故能宣通脏腑，贯彻经络，透达关窍，凡血凝、血聚为病，皆能开之。

以治疔痈，放胆用之，立见功效。

并能治癥瘕积聚，周身麻痹，二便闭塞，心腹疼痛。

若但知其长于治疮，而忘其他长，犹浅之乎视山甲也。

疔痈初起未成脓者，愚恒用山甲、皂刺各四钱，花粉、知母各六钱，乳香、没药各三钱，全蜈蚣三条，服之立消。

以治横痃（鱼口便毒之类），亦极效验。

其已有脓而红肿者，服之红肿即消，脓亦易出。

至癥瘕积聚，疼痛麻痹，二便闭塞诸证，用药治不效者，皆可加山甲作向导。

友人黄显楼谓，身上若有血箭证，或金伤出血不止者，敷以山甲末立止，屡次用之皆效。

蛤粉炒透用，惟以之熬膏药用生者。

蜈蚣解

蜈蚣味微辛，性微温，走窜之力最速。

内而脏腑，外而经络，凡气血凝聚之处皆能开之。

性有微毒，而转善解毒，凡一切疮疡诸毒皆能消之。

其性尤善搜风，内治肝风萌动，癫痫、眩晕，抽掣、瘛疭，小儿脐风；外治经络中风，口眼歪斜，手足麻木。

为其性能制蛇，故又治蛇症及蛇咬中毒。

外敷治疮甲（俗名鸡眼，为末敷之，以生南星末醋调敷四周）。

用时宜带头足，去之则力减，且其性原无大毒，故不妨全用也。

【附案】

一媪年六旬，其腿为狗咬破受风，周身抽掣，延一老医调治，服药十余日，抽掣愈甚。所用之药，每剂中皆有全蝎数钱，佐以祛风活血助气之药，大致顺适，而未用蜈蚣。

因为疏方：生黄芪六钱，当归四钱，羌活、独活、全蝎各二钱，全蜈蚣大者二条（方载三期七卷，名逐风汤煎服一剂，抽掣即止，又服一剂，永不反复。

奉天小西边门外，烟卷公司司账陈秀山之幼子，年五岁，周身壮热，四肢拘挛，有抽掣之状，渴嗜饮水，大便干燥。

知系外感之热，引动其肝经风火上冲脑部，致脑气筋妄行，失其主宰之常也。

投以白虎汤，方中生石膏用一两，又加薄荷叶一钱，钩藤勾二钱，全蜈蚣二条，煎汤一盅，分两次温饮下，一剂而抽掣止，拘挛舒。遂去蜈蚣，又服一剂热亦退净。

奉天北陵旁那姓幼子，生月余，周身壮热抽掣，两日之间不食乳，不啼哭，奄奄一息，待时而已。忽闻其邻家艾姓向有幼子抽风，经愚治愈，遂抱之来院求治。

知与前证仿佛，为其系婴孩，拟用前方将白虎汤减半，为其抽掣甚剧，薄荷叶、钩藤勾、蜈蚣其数仍旧，又加全蝎三个，煎药一盅，不分次数，徐徐温灌之，历十二小时，药灌已而抽掣愈，食乳知啼哭矣。

翌日，又为疏散风清热镇肝之药，一剂痊愈。

隔两日其同族又有三岁幼童，其病状与陈姓子相似，即治以陈姓子所服药，一剂而愈。

奉天小西关长发源胡同吴姓男孩，生逾百日，周身壮热，时作抽掣，然不甚剧。

投以白虎汤，生石膏用六钱，又加薄荷叶一钱，蜈蚣一条，煎汤分三次灌下，尽剂而愈。

此四证皆在暮春上旬，相隔数日之间，亦一时外感之气化有以使之然也。

一人年三十余，陡然口眼歪斜，其受病之边目不能瞬，用全蜈蚣二条为末，以防风五钱煎汤送服，三剂痊愈。

一小儿，生数日即抽绵风，一日数次，两月不愈。

为疏方：用乳香、没药各三钱，朱砂、全蝎各一钱，全蜈蚣大者二条，共为细末，每小儿哺乳时，用药分许，置其口中，乳汁送下，一日约服五六次，数日痊愈。

后所余药，又治愈小儿如此证者三人。因将其方载于三期七卷，名之曰定风丹。

按：蜈蚣之为物，节节有脑，乃物类之至异者，是以性能入脑，善理脑髓神经，使不失其所司，而痫痉之病自愈。

诸家本草，多谓用时宜去头足，夫去其头，即去其脑矣，更何恃上入脑部以理脑髓神经乎？且其头足黄而且亮，饶有金色，原其光华外现之处，即其所恃以治病有效之处，是以愚凡用蜈蚣治病，而必用全蜈蚣也。

有病噎膈者，服药无效，偶思饮酒，饮尽一壶而病愈。后视壶中有大蜈蚣一条，恍悟其病愈之由，不在酒实在酒中有蜈蚣也。

盖噎膈之证，多因血瘀上脘，为有形之阻隔（西人名胃癌，谓其处凸起，如山石之有岩也），蜈蚣善于开瘀，是以能愈。观于此，则治噎膈者，蜈蚣当为急需之品矣。为其事甚奇，故附记于此。

水蛭解

水蛭味咸，色黑，气腐，性平。

为其味咸，故善入血分；

为其原为噬血之物，故善破血；

为其气腐，其气味与瘀血相感召，不与新血相感召，故但破瘀血而不伤新血；

且其色黑下趋，又善破冲任中之瘀。

盖其破瘀血者乃此物之良能，非其性之猛烈也。

《本经》谓主妇人无子，因无子者多系冲任瘀血，瘀血去自能有子也。

特是其味咸为水味，色黑为水色，气腐为水气，纯系水之精华生成，故最宜生用，甚忌火炙。

《衷中参西录》三期八卷理冲丸论水蛭尤详，宜参观。

凡食血之物，皆能破血。然他食血之物，皆以嘴食血，而水蛭以其身与他物紧贴，即能吮取他物之血，故其破瘀血之力独优也。

至方书多谓必须炙用，不然则在人腹中能生殖若干水蛭，殊为无稽之谈。

【附案】

曾治邑城西傅家庄傅寿朋夫人，经血调和，竟不产育，细询之：少腹有癥瘕一块。

遂单用水蛭一两，香油炙透为末，每服五分（若入煎剂当用二钱），日再服，服完无效。

后改用生者，如前服法，一两犹未服完，癥瘕全消，逾年即生男矣。

此后屡用生者治愈多人。

惟气血亏损者，宜用补助气血之药佐之。

三期八卷理冲汤后，载有用水蛭治验之案，宜参观。

蝎子解

蝎子色青，味咸（本无咸味，因皆腌以盐水，故咸），性微温。

其腹有小黄点，两行之数皆八，夫青者木色，八者木数，原具厥阴风木之气化，故善入肝经，搜风发汗，治痉痫抽掣，中风口眼歪斜，或周身麻痹。

其性虽毒，转善解毒，消除一切疮疡。

为蜈蚣之伍药，其力相得益彰也。

按： 此物所含之毒水即硫酸也，其入药种种之效力，亦多赖此。

中其毒螫者，敷以西药重曹或碱，皆可解之，因此二者皆能制酸也。

【附案】

本村刘氏女，颔下起时毒，甚肿硬，抚之微热。时愚甫弱冠，医学原未深造，投药两剂无甚效验。

后或授一方，用壁上全蝎七个，焙焦为末，分两次用黄酒送下，服此方三日，其疮消无芥蒂。

盖墙上所得之蝎子，未经盐水浸腌，其力浑全，故奏效尤捷也。

又邻庄张马村一壮年，中风半身麻木，无论服何药发汗，其半身分毫无汗。

后得一方，用药房中蝎子二两，盐炒轧细，调红糖水中顿服之，其半身即出汗，麻木遂愈。然未免药力太过，非壮实之人不可轻用。

蝉蜕解

蝉蜕无气味，性微凉，能发汗，善解外感风热，为温病初得之要药。

又善托疹瘾外出，有以皮达皮之力，故又为治疹瘾要药。

与蛇蜕并用，善治周身癞癣瘙痒。

若为末单服，又善治疮中生蛆，连服数次，其蛆自化。

为其不饮食而时有小便，故又善利小便；为其为蝉之蜕，故又能脱目翳也。

按：蝉蜕之能发汗者，非仅以其皮以达皮也，如谓以皮达皮即能发汗，何以蛇退不能发汗。盖此物体质轻而且松，其肉多风眼，中含氢气，与空气中氧气化合，自能生水（氢二氧一化合即成水），不待饮水而有小便，是以古人用蚱蝉（即蝉之身）亦能表发，以其所含之氢气多也。其蜕之发汗，亦以其有氢气耳。

蝉于昼鸣夜静，故亦止小儿夜啼，蝉声清脆，又善医音哑。

忆民国二十五年秋，余友姚君鹤泉供职于天津邮政总局，素日公务忙碌，偶为外感所袭，音哑月余。

余为拟方，用净蝉蜕（去足土）二钱，滑石一两，麦冬四钱，胖大海五个，桑叶、薄荷叶各二钱，嘱其用水壶泡之代茶饮，一日音响，二日音清，三日痊愈。

以后又用此方治愈多人，屡试屡验。

受业孙静明谨识

羚羊角解

羚羊角天生木胎，具发表之力，其性又凉而解毒，为托表麻疹之妙药。

疹之未出，或已出而速回者，皆可以此表之。

即表之不出而毒气内陷者，服之亦可内消。

为其性原属木，故又善入肝经以治肝火炽盛至生眼疾，及患吐衄者之妙药。

所最异者：性善退热却不甚凉，虽过用之不致令人寒胃作泄泻，与他凉药不同。

愚生平用此救人多矣，三期疹毒门、霍乱门，皆有重用羚羊角治愈之案可参观。

至于犀角亦可治吐衄、表麻疹，而此时真者极少，且其功效亦不如羚羊角也。五期二卷中载有羚羊角辨可参观。

血余炭解

血余者，发也，不煅则其质不化，故必煅为炭然后入药。

其性能化瘀血生新血，有似三七，故善治吐血、衄血。

而常服之又可治劳瘵。因劳瘵之人，其血必虚而且瘀，故《金匮》谓之血痹虚劳。人之发原人心血所生，服之能自还原化，有以人补人之妙，则血可不虚；而其化瘀之力，又善治血痹，是以久久服之，自能奏效。

其性又能利小便(《金匮》利小便之方，有膏发煎)，以人之小便半从血管渗出，血余能化瘀血生新血，使血管流通故有斯效。

其化瘀生新之力，又善治大便下血腥臭，肠中腐烂，及女子月信闭塞，不以时至。

【附案】

愚舅家表弟，年二十岁，大便下血，服药不愈，浸至下血腥臭，又浸至所下者杂以脂膜，且有似烂炙，医者诿谓不治。后愚往诊，视其脉数，而无力。

投以滋阴补虚、清热解毒之剂，煎汤送服血余炭一钱，日服两次，旬日痊愈。

至于单用之以治吐血、衄血，更屡次获效矣。

制血余炭法：用壮年剃下之发，碱水洗净，再用清水淘去碱味，晒干，用铁锅炮至发质皆化为膏，晾冷，轧细，过罗，其发质未尽化者，可再炮之。

指甲解

指甲一名筋退，乃筋之余也，剪碎、炮焦，研细用之。

其味微咸，具有开破之性，疮疡将破未破者，敷之可速破。

内服能催生下胎衣，鼻嗅之能止衄血，点眼上能消目翳。

愚自制有磨翳药水（载三期八卷）。目翳厚者，可加指甲末与诸药同研以点目翳，屡次奏效。

《医学衷中参西录》第四期第五卷（西药）

阿斯必林（Aspirin）（又作阿斯匹林）

阿斯必林为白色针状结晶，其纯系结晶而无粉末者佳。

其原质为撒里矢尔酸及硝酸化合，故其味甚酸，其性最善发汗、散风，除热及风热着于关节作疼痛；其发表之力又善表瘰疹；其退热之力若少用之，又可治虚劳灼热、肺病结核。

按：阿斯必林在西药中为晚出，而其功用最著。其性少用则凉，多用则热。

温病初得用一瓦，白糖冲水送下，可得凉汗而解。

若伤寒初得，用瓦半，生姜、红糖煎汤送下，可得热汗而解。

风热留于关节作疼痛者，先服一瓦或一瓦强，白糖水送下，令周身皆出汗后，则每服半瓦，不令出汗，日服三次，或三次中有一次微似有汗者亦佳。如此数日，其疼可愈。

若其人身体虚弱者，可用生怀山药六七钱煮作茶汤送服。

若脾胃虚弱者，可用健补脾胃之药煎汤送服。

大抵皆疼之因热者宜之，而因寒者不宜也。

至于善表痧疹，尤有奇效。

【附案】

曾治一幼女，温病旬余不愈。先用凉药清其热，热退仍烦躁不安。后与以阿斯必林，发出白痧若干而愈。

又曾治一少年，温病阳明腑实，脉虽有力而兼弦。投以白虎加人参汤，大热已退，精神转形骚扰。亦与以阿斯必林，遍身出疹而愈。

至于初病用之发表而出痧疹者，尤不胜纪也。

至于虚劳发热脉数，屡用滋阴退热之药不效，可于服汤药后，少服阿斯必林（一瓦可分四次服）不令出汗，日服两次则发热与脉数必易愈。

又治肺结核证，可用阿斯必林、朱砂等分，粉甘草细末与前二药相并之分量，同水和为丸，桐子大，每服十丸，或多至十二三丸，日服三次。

受业孙静明按：民国廿四年冬，内子偶感风寒，遍体痛疼异常，且其痛无定处。余以诸活血散风药与之不效，后服阿斯必林一片，随将寿师之活络效灵丹服下，霍然痊愈。

安知必林（Antipyrinum）（省作安比，又作安替派林）

安知必林为白色无臭结晶性之粉末，或为光泽如肪脂之白色小叶状结晶。

味微苦，此药由煤储用化法而得，为其解热最有功效，故亦名解火冰。

凡肺劳发热、阴虚发热、外感寒温发热、疹瘰发热、间歇热、再归热皆能治之。

又能镇急性关节偻麻质斯，镇疼镇痉，愈偏正头疼及气管炎、肋膜炎、溺道炎一切热证。

然治外感之热，仍宜与中药石膏、知母诸药并用。

治内伤之热，仍宜与中药地黄、玄参诸药并用。

西药治其标，中药治其本，标本并治，奏效必速也。

每日用数回，每回之量0.5至1.0小儿斟酌少用，外用可为皮下注射剂及灌肠剂。

治热性诸病关节偻麻质斯及神经痛：安知必林3.0，桂皮舍利别20.0，水50.0，上混和视病之轻重，或日服三回，为二日之量，或日服六回，为一日之量。

治加答儿性肺炎之高度发热：安知必林2.0，单含20.0，溜水100.0，上调和，每三句钟服一食匙。

按： 安知必林具有发表之性，人服之，间有发疹者，然非若时气之疹，药力歇后即消。为其具有发表之性，服之亦能出汗，而其祛风之力究不如阿斯必林，故其治关节偻麻质斯逊于阿斯必林，而其镇痛之力胜于阿斯必林。

别腊蜜童（Pylamidonum）

本品为白色微细之结晶，系奇美企儿亚米度及安考必林相合制出。

其功用同于安知必林，而非常峻烈。

其解热之力较强于安知必林三倍，且其力持续甚久，为解热之妙药。对于肠窒扶斯之热，尤有佳良之效。果能使全身热状轻减，睡眠安静，神识明了。

并治一切脏腑炎证，皆有确实之效验。

又为镇痛要药。凡头、筋骨痛酸，兼神经痛、坐骨神经痛、三叉神经痛等，皆能治之。

其用量每次0.2～0.5。

治肠窒扶斯：别蜡蜜童1.2，分为十二包，每两时服一包。

安知歇貌林（Antife Brinum）（省文歇貌林，又作阿司炭尼利）

安知歇貌林为无色无臭之菱角板状及小叶状结晶，微具烧味。其原质为有机酸与亚尼林之化合。

为解热之要药，是以有退热冰之名。实验其退热之力，较安知必林强四倍，服后能使人之温度降下三度，脉搏亦减少。

治急性关节偻麻质斯、神经疼、偏正头疼、女子月经疼。外用于创伤，疗法为撒布药，制止其化脓。

用量每次0.25~0.5。

治肺劳发热：安知歇貌林0.01~0.05，白糖0.3，混和一次服，三时服一次。

治肠室扶斯（寒温发热时）：安知歇貌林0.25，白糖0.5，混和一次服，一日服四次。

按：安知歇貌林退热之力最优，而稍有发表之性。

【附案】

曾治一五六岁幼女，外感灼热，苦于服药，强灌之则呕吐。

遂与以安知歇貌林十分瓦之三，和以乳糖，为一日之量，俾分三次服下。因甚忙碌不暇为之分包，切嘱其到家自分。

之后竟忽愚所嘱，分作两次服下，其周身陡然尽凉，指甲嘴唇皆现青色，其父急来询问。

愚曰：此无恐，须臾日即愈矣。果其父回视安然已愈。

愚于斯自咎不慎，后凡以西药与入，俾作几次服者，必定分作几包。

又治一三岁幼童，因失乳，羸弱发热，后又薄受外感，其热益甚。

为近在比邻，先与以安知歇貌林十分瓦之一弱，俾和以白糖一次服下。至一点钟许，周身微似有汗，其热顿解，迟半日其热又作，又与以前药，服后仍如旧。

翌日又与以安知歇貌林十分瓦之一弱，仍和白糖服下，迨微汗热退后，急用生怀地黄一两，煎汤一大钟，俾分两次温服下，其热从此不再反复。

盖此证有外感之实热，兼有内伤之虚热，以安知歇貌林退其实热，即以生地黄退其虚热，是以病能痊愈也。

或疑西药恐有难与中药并用之处，此原近理，而愚恒中西药并用者，因确知其药之原质及其药之功用，而后敢放胆并用也。

弗那摄精（Phenacetinum）

本品为无色有光泽小叶形结晶，系巴拉尼笃罗弗诺儿与那笃伦卤液制成。

其功用类似安知歇貌林，而性较和平，在有机性新药中能保其地位者也。

其解热、镇痉、镇痛之效，无一不与安知歇貌林同。

服其0.25已能减热，服其0.4~0.6即大能解热，无不快之副作用。

然于虚热之肺劳家，宜斟酌慎用，恐因出汗致虚脱形状。

撒里矢尔酸那笃留谟（Natrium Salicylicum）（省文撒曹，又作纳柳矾）

本品为白色、无臭、鳞屑状结晶，或结晶性粉末。

味甘咸而稍带辛辣，其原质存于杨柳外皮中，后又可用火非酸钠化炭氧强洽三者化合而得。

性凉而散，善治急性偻麻质斯，退热消炎，镇神经疼、偏头疼，又善治糖尿证，即消渴，外用敷癫疮及肤瘙痒。

治急性气管炎、新伤风咳嗽：柳酸1.0，白糖1.0，混和为一包，临卧时作一次服。

治糖尿病：柳酸、臭曹、重曹各15.0，混和为作十三包，每次服一包，日三次。

撒鲁儿（Salolum）（又作撒娄）

本品为白色结晶，形如砂粒或粉末。每百分中有柳酸六十分，石碳酸四十分。

尝之无味，臭之微香，为解热之品。

用于关节偻麻质斯及赤痢虎列拉，皆有效力。

又具有防腐之力，治膀胱加答儿及淋浊。

外用治溃疡，为撒布药。

又可为喉舌诸病含漱药。

其用量每次0.5～1.0。

按：撒鲁儿治淋之效力，不如骨湃波，而清热之力过之。

淋证初得，多含有热性，治以骨湃波，佐以撒鲁儿最为得宜。

规尼涅（Chininum hydiochloiicum）（即金鸡纳霜）

本品其原质存于规那树皮中。其树产于南美及非洲，用其皮制为霜，有再制以盐酸者，名盐酸规尼涅，省文曰盐规，为光泽白色细针状结晶。

有再制以硫酸者，名硫酸规尼涅，省文曰硫条，状似粉末，微有光泽。

味皆极苦，皆善退热（二种盐规较优）。对于间歇之热尤宜。故为治疟疾之特效药。

又能增长胃液，多进饮食，能增大红血球，使血脉充足，故又为健胃养血要药。

其退热之力，对于肺炎及肠窒扶斯之热，亦能奏效。

虽为退热之药，实为补益之品。

其用量自0.5~1.0。

治慢性贫血：盐规1.0，硫酸0.5，单含30.0，馏水170.0，混合为一日之量，分四次服。

按：规尼涅西人谓治肠室扶斯之热。

然愚曾治一童子，温而兼疟，东医屡治以规尼涅不效。后愚用白虎汤清温病之热，而间歇热仍在，继用盐规一瓦半，于热未发之前十句钟作两次服下，间歇之热亦愈。

由斯见规尼涅治寒温之热，远逊于生石膏也。

且自此病治愈后，因悟得规尼涅原可为治疟疾良药，而恒有屡次服之不愈者，其人不必兼有温病之热，亦恒先有伏气化热。若在夏秋之交，又恒有暑气之热留中，但恃屡用规尼涅以退其热，药力原有不足之处。

是以愚凡治疟，遇脉象洪实者，必先重用生石膏清之，而后治以规尼涅。无不愈者。

近治友人陈丽生君，初秋病疟。丽生原知医，自觉热盛，用生石膏二两煎汤，以清其热，至发疟之日，于清晨又服规尼涅一瓦弱。其日疟仍发，且疟过之后，仍觉心中发热，口苦舌干，大便干燥，小便短赤，因求愚为诊治。

238

其脉象左右皆弦，原是疟之正脉，惟其右部弦而且长，按之甚硬。而其阳明郁有实热，因自言昨日服生石膏二两心中分毫未觉凉，且大便仍然干燥，小便仍然短赤者何也？

答曰：石膏微寒，《本经》原载有明文，兄之脉火热甚实，以微寒之石膏仅用二两以清之，其何能有济乎！今欲治此疟，宜急用生石膏细末一斤，煎汤两大碗，分多次徐徐温饮之，觉火退时即停饮，不必尽剂，翌晨再服规尼涅如旧量，疟即愈矣。

丽生果如法服之，其疟遂愈。所煮石膏汤已尽量饮尽，大便并未滑泻，然此特蓄热之甚重者也。若其轻者，于服规尼涅之前，先用生石膏一二两煮水饮之，则所蓄之热可清，再服规尼涅以治其疟自易愈也。

乌罗特罗宾（Urotropinum）

本品为白色结晶性之粉末，无臭气味，初甘后略苦，系钾化与袟毛地海相合制成。

有利尿、溶解尿酸及防腐之效。善治膀胱炎、肾盂炎。为散剂，或和于曹达水（即水中少加曹达）而用之。

若寒温之热在半表半里，宜同规尼涅用之。

其用量一日三次，每次0.5～1.0。

盐酸（Acidum Hydrochoricum）（又作盐强酸）

本品为格鲁儿水素瓦斯之水溶液，系澄明无色之液。在火气中则发白雾，热之则全行发挥。

若用盐酸一分，释以馏水二分，为处方常用之盐酸，药房名为稀盐酸，若用时仍须以馏水释之。

能制胃中异常发酵，夏月下利及一切发热之证。

此属剧烈之品，贮藏宜密。

治急性胃加答儿：稀盐酸1.5，馏水180.0，皮舍20.0，调和，每食后服一食匙。

盐酸歇鲁茵（Heroinum Hydrochloricum）（又作赫罗印）

盐酸歇鲁茵为白色结晶性粉末，微有苦味。系用莫儿比涅与盐化亚舍知尔加热而制。

为歇鲁茵又以歇鲁茵溶解于盐酸而得之，常为莫儿比涅及古垤乙涅之代用品。

于气管支加答儿，为镇咳嗽刺激之用。于肺劳者之咳嗽尤有良效。

惟不可配合于重碳酸那笃谟及亚尔加里性药质同服。

此属剧烈之药，宜用暗色瓶贮藏。

其用量0.001~0.003。

治气管支喘息：安知必林0.5，盐酸歇鲁茵0.005~0.01，乳糖0.3，共研，发作时作一次服。

治急性胃加答儿（疼痛时用之）：盐酸歇鲁茵0.05，

盐水10.0调为皮下注射料，用半筒至一筒。

旃那叶（Folia Sennae）（旧译作辛那、森那，俗名泻叶）

旃那叶状如小淡竹叶，淡绿微带黄色，无臭无味，产于印度伊及等处之次明科。

其性能增进大肠之蠕动，又能增添胆汁（胆汁注于肠者多则大便易通）。所以善通大便燥结，为缓下之品，实无猛烈之性，不至伤人气分。

兼治女子月闭。

若煎服浸服（煎之一沸即可，浸之宜用盖碗浸饮两次），其用量自2.0多至3.0；为末服之自1.0多至2.0。

治大便秘：旃那浸20.0～50.0，硫苦30.0，覆盆子舍20.0，上调和，每二时服一食匙。

箆麻子油（Oleum Ricini）（省文作箆麻油，亦作箆麻子油）

箆麻子油为大戟科植物种子之脂肪，乃极浓厚之液，晶莹透彻，近于无色有微带黄色者。

味微辛，其油不为肠壁所吸收，且滑能去着，味辛又善开通，故肠中之凝皆可随之而下，为通肠结之要药，兼治赤痢及肠急性加答儿（疼肿）。

用量每服15.0多至30.0，用开水一钟将油浮其上饮之。

治赤痢及肠性加答儿：篦麻油15.0～20.0，薄荷油一滴，作一次服。

按：篦麻子在中药原为剧烈之品，壮人止服五粒，若服过五粒即可吐泻交作。而西人制为油，其性转平和。

闻西人制此油时，屡次将其浮头之沫取出，想其剧烈之性皆在于沫，去其沫即所以去其毒也。

愚治多日大便不通，遍服他药皆不效者，恒重用篦麻子油八钱，服后并不觉瞑眩，大便遂即通行，又不至伤人气分，其性甚和平可知。

惟胃气不降者（胃气以息息下降为顺），服后间有恶心之时，若欲防其恶心作呕吐，可用生赭石细末三钱与篦麻子油并服，既可止呕吐，而其通便之力亦愈大。

若不欲服生赭石末者，可用生赭石细末一两，煎汤一大钟，将篦麻子油调其中服之。然既用赭石，篦麻油分量亦宜斟酌少用。

硫苦（Magnesium Sulfurium）（又名镁硫强矾，又作镁磺氧）

硫苦为无色棱柱状或细针状之结晶，味苦微咸、微辛，用朴硝同硫酸制出，故俗名洋朴硝。

为下药中清凉之品，不但泻有形之积，并能泻血液肠管中诸火热。善治大便闭结、小便砂淋、急性胃加答儿、肠炎、肾炎、女子子宫炎、热性痢疾、脚气，又善泻三焦水道之水。

因其性寒、有降下之力，兼有助肠蠕动之能，故有种种诸效也。

其用量自10.0～30.0。

若接触于干燥大气，即稍稍风化，宜密封贮之。

治热性赤痢：硫苦20.0，苦丁（用陈皮、龙胆各五分，豆蔻三分所浸之酒）2.0，馏水200.0，混和，一日三次，二日分服。

治脚气：硫苦20.0，稀盐酸1.0，馏水200.0，混和，一日三次，二日分服。

治砂淋：硫苦10.0，火硝10.0，混和，分三次服，为一日之量。

按：硫苦为西医最常用之药，且其服法恒一刻钟服少许，使药力接续不断，其效尤易。

甘汞（Hydrargyrum Chloratum）（名亚格鲁儿汞，又名水银粉（Calomelas），即加路宋）

甘汞其制法种种不同，有以四分升汞与三分水银制成者，有以硫酸酸化水银三分，水银、食盐各一分制成者。

为白色微带黄色之重粉末，在大气中不变化，酒精及依的儿皆可能溶解之。

若着于黏膜及溃疡而呈腐蚀作用，以少量续内服，则现水银之固有作用而流涎。

多服可通大便，少服亦可通小便。

又善消除霍乱（西人名虎列拉）毒菌及梅毒入骨，遗传性梅毒。能制肠胃之发酵，故善治赤痢初起，小儿夏月下痢用之尤宜也。

惟不宜与貌罗谟化合物、沃度化合物、含青酸之药物等同服。

治虎列拉：甘汞0.2，乳糖0.3，混和，为一包，每二十分钟服一包。

治脑充血：甘汞0.5，乳糖0.5，作一次服。

治赤痢：甘汞0.5，乳糖3.0，共分为四包，先服一包，与篦麻子油20.0同服，然后每三时单服甘汞一包。

治遗传性梅毒：甘汞2.0，白糖10.0，分十五包，朝夕各服一包。

食盐（Natrium Chloratun）

食盐即格鲁儿加留谟，非海中所出之盐，火硝中所出之盐也。

其咸亚于海盐，为硝之性，善消、善通，故食盐亦具通消之性，内服可促胃液分泌，并百布圣之析出，以助淀粉性及蛋白性食物之消化。

外用为注射料，可愈霍乱。

当血脉闭塞之时，以之注射于血管，其咸也能益血（血味咸），兼能除菌（凡毒物淹咸则毒减）。

而其流行性，又能通血脉之闭也。

又用为灌肠料，可通燥结。以其通消之性，既能开结，而其咸寒之性，又能软坚润燥也。

抱水格鲁拉尔（Chloralum Hydratum）（又名绿养冰，又名作哥拉）

抱水系亚舍答儿亚尔垤非笃三格鲁儿之化合物，为无色透明菱角系之结晶，味微苦，有窜透性之臭气，为催眠药之最有力者。

其性能麻痹脑筋，故能制止痫疯及诸般抽掣痉挛诸证。

属剧烈之药，感触日光则呈酸性反应，在温处亦稍挥散，宜避日光在冷处贮藏。

有心脏疾患者不可多用。

一次之极量为2.0，一日之极量为6.0。

治小儿急惊风：抱水1.0，作一次服。

按：抱水治痫风，实强制其脑筋，不使妄行，药力歇后仍然反复。

愚治痫风恒用抱水与臭剥、臭素、安母纽谟各一瓦，共研，分一次服，为一日之量，强制痫风不发。又每兼服中药，以除病根，愈者甚多，其法详于赭石条下。

貌罗加谟（Kalium Bromatum）（一名臭素加里，省文臭剥）

貌罗加谟其原质为盐基，系貌罗与加留谟相合制成，为光泽白色之结晶性骰子形，味咸而兼辛，乃麻醉镇痉、镇疼药也。

在神经系统能呈镇静作用，故神经性诸病及癫痫病之特效药。至神经不眠、酒客谵妄、妊妇呕吐、产妇急痈、小儿急惊、痉挛蹈舞、遗精等证用之皆有效。

然多用、长用，则伤胃肠，损记忆知觉，并黏膜肿，皮肤起疹。

此为平和之品，寻常服量自1.0～2.0，若治痫疯初起，日服5.0，至三周可渐增至一日10.0。

貌罗谟安母纽谟（Ammonium Bromatum）（一名臭素安母纽谟，省文臭铔）

臭素安母纽谟为无色结晶或白色结晶性之粉末，味同臭剥。

貌罗谟那笃留谟（Natrium Bromatum）（一名臭素那笃留谟，省文臭曹）

臭素那笃留谟为白色结晶性之粉末，貌罗谟安母纽谟与貌罗谟那笃留谟二药之主治与用量大概与臭剥相同，以其皆为盐基之药也。

因制法不同，其性亦微有异。那笃留谟不甚损人记忆知觉，伤胃则甚于臭剥。至安母纽谟则鲜害胃肠，故宜为臭剥那笃留谟之伍药，医者处方恒三者等分用之。

按： 此三种药，统名貌罗谟亚尔加里盐，性原相似，而实以臭剥为主。愚恒单用之，功效颇著。

以治梦遗不眠，可于临睡时服一瓦半。

以镇诸疼可服两瓦，以治破伤后剧疼可服三瓦，使伤处麻痹其疼立止。

若用其渐渐加多，以治痫疯之法，亦恒有效。

然愚治痫疯，恒以西药治其标，中药治其本，则奏效尤速。

至于治剧甚之呕吐，愚常用臭剥两瓦，再用赭石细末煎汤送之，较单用臭剥者更效验。

依的儿（Aether）（一名伊打）

依的儿由硫酸及酒精制出，为无色透明流液，具有极强之挥发性，有特异之香气，尝之有热力，易于燃着，用时宜远火。

其作用大半似阿罗芳谟。用于皮肤为局部之麻醉品，初觉灼热，继则清凉，又继则全无知觉。

若由鼻吸其蒸汽，可使全身麻醉，其用法详于外科

手术书。内服对于一切虚脱状态及忽然昏倒用之，可以
兴奋回苏。又善治痉挛呕吐、诸般疼痛、胆石及石淋。

用量三滴至五滴，服法或滴于白糖或盛于胶囊。

按：依的儿为麻醉之品，实具兴奋之性，猝然昏倒
者服之，或可奏回苏之功，至虚脱之证其下脱者，或亦
可用之。

若其人孤阳上越，元气游离，现种种上脱之证，此
药断不宜用。此等证阅山萸肉解自知治法。

哥罗芳谟（Chloroforim）（又作哥罗芳）

哥罗芳谟为易于流动澄明无色之液，味热而甘。以
化学家言之，其原质系三格儿美企儿。

在皮肤上之作用类依的儿。然挥发之性少，故令人
起清凉及失知觉之力，稍逊于依的儿。

除依的儿之外，若吸其蒸汽为最佳之全身麻醉药。
内服所主之证，亦与依的儿相同；服其少量，兼能流通
血脉；其极稀薄之液（即哥罗芳谟水）为最良之防腐药。

治胆石：哥罗芳谟5.0，浓厚酒精40.0，护谟和剂
150.0，调和，日服三次，每次一食匙。

按：此方可兼治石淋。

治女子月经困难：哥罗芳谟5.0，樟脑0.02，依的
儿1.5，密儿拉丁1.5，护谟浆1.0，馏水50.0，调和，
每十五分钟服一食匙。

按：用哥罗芳谟等药俾人全身麻醉，以便手术，间有性命危险。

西医研究其故，各有论说而纷不一致，以愚所见闻者，凡有危险多在气分虚弱之人。

【附案】

曾在邻村张家寨治一少妇，大气下陷证。服药十余剂始愈。隔二年又至其处，乃知此妇因手背生疮，西医欲用手术，先熏以蒙药，竟未苏醒。因其向日大气之陷者虽复，而其大气究欠充实也。愚所见闻罹此险者，非仅此人。而胸中大气之虚弱，大抵类于此人，欲施蒙药者，尚其有鉴于此，而先详核其胸中大气之虚实哉。

实芰答里斯叶（Folia Digitalis）（俗名毛地黄，一作地治达利）

实芰答里斯叶系欧洲所产玄参科二年生草之叶，叶体绉缩而薄，为长卵圆形，长三十仙迷，广十五仙迷。为心脏强壮药，最有效力，镇制心机亢进，兼有利尿作用。于心脏诸病及炎性诸证，均为要药。

用量一次0.02～0.15，极量一次为0.2。

通常多为浸剂，药局制有实芰答里斯丁儿（酒也）。

治肺炎脉甚频数者：实芰叶浸（0.1～0.5）100.0，覆盆子舍10.0，调和，一日间分四次服之。

治心脏衰弱脉数无力：实芰叶浸（0.5~1.0）100.0，斯独落仿司丁儿1.0，嗟台10.0，调和，分三次至六次服。

按：助心之药能使脉跳动有力，其跳动或因之加速；至治脉数之药或为麻醉之剂，或为退热之品，又皆能使跳动减数。至实芰答里所能使脉搏舒缓，更能使脉体充实，真善于理心之药也。

斯独落仿斯精（Strophanthi）

斯独落仿斯精系白色结晶性之粉末。

其原质存于热带亚斐利加所产夹竹桃科蔓生灌木之种之中，其作用颇似实芰答里斯。

用于心脏筋肉衰弱，心脏瓣膜障害，肺叶肿胀呼吸有碍，肾脏发炎漉水不利者，皆为要药。

其用量一次0.0002至0.0005。

斯独落仿斯丁儿（Tinctura Strophanthi）

斯独落仿斯丁儿系用斯独落仿斯子一分，浸于酒精十分所制之黄色、苦味液，医者多用此代斯独落仿斯精。

其用量一次二滴至六滴。

治肾炎水肿：斯独落仿斯丁2.10，日服三次，每次五滴至十滴。

治加答儿肺炎：斯独落仿斯丁1.0～2.0，橙皮舍20.0，馏水180.0，调和，日三次，每服用量一食匙。

安母尼亚茴香精（Spirtus Ammoniae foeniculatus）

安母尼亚茴香精为澄明微黄色或黄色之液，以人水中则如乳色之白，味微咸，有芳香之气，其原质存于鹿角茸中。

鹿角茸之补力，赖有阿母尼亚火山之旁，亦可取之制以茴香，则温补之力愈大，服之如饮醇酒，令人面色顿红，是以脑寒亏血者宜之，寒痰留滞者宜之。

其用量自五滴至十滴。

治小儿吐泻：安母尼亚茴香精10.0，依的儿精10.0，调和，半时服三滴至七滴。

治肺脏萎缩：安母尼亚茴香精二滴至五滴和于馏水而用之。

安息香酸那笃留谟（Natrium Beuzoicum）

本品由安息香酸精制而出，为无色无晶形或结晶性粉末。

盖安息香酸为安息香脂主要成分，占芳酸类之第一位。

有防腐灭菌之功效，而内服则刺激黏膜诱起炎证，吸入其粉末则喷嚏咳嗽。制为那笃留谟则无斯弊，且能利痰、治尿酸，兼有助人奋兴作用。

其用量每次0.3～1.0。

治小儿吐泻：安息香酸那笃留谟0.5，再馏酒精2.0，单舍15.0，馏水100.0，共调和，每一时服一小儿匙至二小儿匙。

含糖白布圣（Pepsinum Saccharatum）

含糖白布圣系吃乳小猪、小牛之胃液，搀糖制成白色淀粉，味甘性微温。

最能增益胃液消化饮食，为最和平之品，多服少服皆可。

然日日服之以化食，则脾胃生依赖性，将有不服之，即难于化食之时。若欲久服者，以健补脾胃之药辅之，则无斯弊。

按：白布圣消食之力仍不如鸡内金，然加以糖制，其味甘甜，虽似淀粉，水沃之仍为清液，以治小儿最易服食。

愚恒用生山药末熬粥送服此药两瓦，最能治虚劳发热，或喘或嗽，或饮食不化乳糜，身体羸瘦。若不能多服粥者，可煮生山药浓汁与此药同服。

石碳酸（Aciduma Carbolicum）

本品自石碳中制出，系细长尖锐无色之结晶，相集团结而为块，有特异之臭气及如烧之味。

为防腐消毒最要之药，制止发酵之力最强。

以本品或浓厚溶液接触于皮肤黏膜，则局部呈白色而失感觉，终则成为痂皮而剥离。

遇胃肠异常发酵及糖尿等可内服。

一次之极量为0.1，一日之极量为0.3。

外用于诸般创伤之疗法，以百分三之溶液为制造绷带之料，百分五之溶液为外科手术及器械消毒之用。

然内服之时，往往起中毒作用，侵神经中枢，由呼吸器麻痹而致死。其吸收于创伤或黏膜者，亦往往起中毒证状，是不可不注意者也。

治顽癣：石碳酸5.0，橄榄油100.0，调和为涂擦料。

硼酸（Acidum Coticiun）（又作硼强酸）

硼酸即由硼砂制出，为无色鳞片状结晶。

其性之凉过于硼砂，而其防腐消毒之力亦胜于硼砂，故能制肠胃异常发酵，消化不良，润大便、利小便，除膀胱脓性炎。

以之吹于咽喉，敷于皮肤可愈肿疼。

和软膏以敷溃，排脓生肌。

与皓矾同用，又可为点眼药。

原为平和之品，过服能令人呕吐。

其用量0.5～1.0。

外用洗涤含漱，防腐或消炎，每水100.0可加药2.0。

治咽头加答儿：硼酸9.0，馏水300.0，调和，含漱。

治诸般热性疮：硼酸20.0，华设林80.0，为膏敷之。

治热性眼疾：硼酸2.0，皓矾1.0，和以水100.0，点之。

单宁酸（Acidum Tannicum）（名鞣酸）

本品为黄白色无晶形粉末，或为带光泽鳞屑片，有最强收涩之味，感触日光即渐呈黄色，或褐色。

其原质存于没食子及五倍子中。

其收涩之性能止一切血证，凝固血液及分泌之蛋白质。

又善治淋证久不愈者。

不宜与铁剂、金属盐类、胶类等混合用，恐成不溶性之化合物。

治肾脏炎，尿中多含蛋白质或兼尿血证者，用麦角0.3，单宁酸0.03，护谟散0.5，混合为一包，与以六包，一日服三次，

每次一包。

单那尔并（Tannalbinm）

本品为黄褐色无味之粉末，系蛋白质化单宁酸而成。

服之不甚溶解于胃中，至肠始分解为蛋白质及单宁酸，呈单宁酸之收敛作用，故不害胃之消化机能，为肠之收敛药。

本品淡而无味，适于小儿之治疗。

专用于大小肠加答儿肠滤囊之溃疡转机（下痢脓血黏膜腐烂者，为肠溃疡转机者，转而有生机也），夏期小儿之下病等证。

其用量每次0.5～1.0，小儿斟酌少用。

治小儿急性消化不良：单那尔并0.5为一包，与以六包，每服一包，二日分服。

硫酸亚铅（Zincum Snlfuriciun）

本品为硫酸化铅而成，系无色透明棱柱形结晶，或细针形结晶，微有酸涩之味。

其性于无恙之皮肤不呈作用，然有与蛋白质化合之性，能与分泌物及固有之蛋白体共成蛋白质化铅，是以能限制分泌而奏治炎证之效也。

此药内服者少，外用之处极多，奏效亦显著。

以一分溶解于水五分，对于顽性及出血之溃疡，各粘膜之糜烂性及肉芽性黏液漏等，用为涂敷剂及绷带药，其稀薄者之溶液对于鼻黏膜之疾患，可吸入鼻中。

对于慢性耳漏，则注射于耳中。

对于急性后之淋证，则注射于尿道。

对于慢性膀胱炎及膀胱出血，则注射于膀胱。

对于咽喉黏膜之疾患，又可为含漱药。

其溶液稀者，又可为点眼药。

其内服之量，每次0.01～0.02。

按：硫酸亚铅点眼甚佳，善去胬肉及风泪眼疾。先用温水溶化，用少许点眼上，若觉疼再搀以水，以点后微疼为度。

几阿苏（Krcosatum）（蒸木油即结列阿曹笃）

几阿苏以精馏山毛榉树干蒸而得之，色浅黄与洋橄榄油相似，味微辛似有烟熏气味。

每百分中含有怪阿寇六十分，几苏四十分，故名几阿苏。

常用者多由煤储而得，力稍弱。

此药最有防腐之力，为肺病结核劳嗽之特效药，其抑制腐败发酵之力远胜于石碳酸。

其一次极大之用量为0.5，一日极大之用量为1.5。

按：几阿苏为治肺病第一要药。

愚恒用几阿苏、甘草末各六瓦，镜面朱砂三瓦，混和，分作一百二十丸，每服四丸，渐加至六丸、七丸，日服三次，以治肺劳咳嗽结核，再以治肺病之中药汤剂与之，并用之屡奏奇效。

过满俺酸加里（Kalium Permanganicum）（一作猛强铗，又铗锰上矾）

本品为棕色积柱形结晶，有金属样光泽，遇潮则发酵，变其原质。

以之敷于肌肤，发剧强之灼热，大有防腐解毒之功，兼能逐除恶臭，为洗涤恶臭溃疡之防腐药。

洗涤之水用千分之一至千分之五。

内服可治糖溺、闭经证。

治恶臭鼻渊：过满俺酸0.2，馏水500.0，调和，为吸入料。

百露拔尔撒谟（Balsamum Peruvianum）（一名必鲁脂）

百露拔尔撒谟系美国一种蛾形花科属树皮部所得之物，制成暗褐色之液，香气佳快，味辛而带苦。

外敷善扫除疥癣，消灭毒菌。

治白秃方：百露拔尔撒谟5.0，酒精10.00，混合为涂敷料，一日二次。

麦角（Secale Goruntum）（耳卧达，一名了葛，又名霉麦，又作麦奴）

麦角系霉麦上所生之菌，长约寸许，粗如韭莛，微弯似角形，色紫黑有竖纹，作瓦垄形。

尝之余味微辣，具有收敛之力，能制止诸脏腑出血，而以二便下血及女子血崩尤效。

然多服之能激动子宫使之瘈疭，若有孕者，胎转被逼而出。

制为流膏可皮下注射，外用于直肠脱痔疾等，为坐剂而用之。

系剧烈之品，大者一枚研细，可作三次服。若制为越几斯服之，一次之极量为0.2，一日之极量为0.6。

治女子血崩月经过多：麦角0.5~1.0，白糖2.0，共研细，分三次服，为一日之量。

麦角制为越几斯（膏也亦名耳卧达），有浓稀二种。浓者即麦角越几斯，宜于丸剂；稀者名麦角越几斯流育，一名霉麦耳卧达水膏，宜用于水调服及注射料。二种皆褐色。

治肺出血：麦角越几斯1.0，单宁酸1.0，阿片末1.3，用甘草末为丸，二十粒，每三时服二粒。

治流产血崩便血：麦角越几斯2.0，用甘草末调之适可，为丸，分作二十丸，每服一丸，日服三次至四次。

治吐血衄血：麦角越几斯10.0，芳香硫酸10.0，调和，以十滴至三十滴和于一酒杯之水，频频饮之。

治一切血证注射法：麦角流膏2.0，馏水8.0，为皮下注射，半筒至一筒，血淋禁用。

按：麦角治血证，注射较内服尤效。然其效处在能收缩诸血管，使之细小，此纯属治标之品，遇血证之剧者宜用之，以收目前之功，而继用治本之药，以清其本源，使病因之根柢划除，血证自永愈矣。

斯智普智珍功用似麦角，而较为优胜，乃麦角之新制剂也，其用量同于麦角。

按：麦角愚尝嚼服小者一枚，以试其药力，服后移时觉会阴穴处有收缩之力。由此知其收敛血管之力必甚大，所以善止下血。

【附案】

曾治一妇人，因行经下血不止，经医多人，诊治逾两旬，所下之血益多，已昏厥数次矣。及愚诊视，奄奄一息，已不言语，其脉如水上浮麻，不分至数。

遂急用麦角寸长者一枚，和乳糖研粉，又将拙拟固冲汤（载三期八卷）煎汤一大钟送服，其血顿止，由此知麦角之能力。

后则屡次单用之，以治下血亦颇能随手奏效。

至其流动稀膏之注射，愚未尝用，乃因注射生弊。

愚尝治愈两人，一人年近三旬，因大便下血甚剧，西医注射以流动麦角膏，其血止之后，四十余日未能起床，自觉腹中气化不通，肢体异常酸懒，饮食减少，有日甚一日之虑。诊其脉象沉涩。

知系瘀血为恙也。俾日用三七细末三钱，空心时分两次服下，服至三日后，自大便下瘀血若干，其色紫黑，至五日所下之血渐少，至七日大便已不见血矣。从此停药不服，病亦遂愈。

又治一妇人，年过三旬，因患血崩，经西医为之注射流动麦角膏后，其血即止。血止之后，亦月余不能起床，饮食减少，将成劳瘵。诊其脉，涩而无力。

亦俾日服三七细末，后亦下瘀血若干而愈。

夫服麦角者不至瘀血，而制为稀膏注射恒多瘀血者，盖因所注射之量过当也。若预防此弊，当于注射之后，即服三七末数次，自能安然无若矣。

愚因治此两证后，再用麦角末为人治下血，止后亦俾服三七末数钱。

愚向有中西药原宜相助为理之论，载于五期二卷。今观三七之与麦角，不益确然可信欤？

醋酸铅（Piumdum Acet-cum）（铅糖，一名铅霜，又作铅醋矾）

醋酸铅为针状板状之白色结晶，其酸而兼甘，在铅化合物中占最要之地位。

欲用金属药收敛者，多用之。为其收敛之力最优。

故善止血，于肠胃出血、咯血等用之皆有特效。

外用为含漱剂、灌剂、点眼水。

在药局为制造铅醋之用，制造诸铅盐类亦用之为基本。

其用量一次之极量为0.12，日之极量为0.3。

其接触大气之时，往往吸收碳酸，宜密栓贮藏之。

治吐血：铅糖2.0，盐莫0.1，白糖2.0合研，分作十包，每二时服一包。

治急性肠加答儿：铅糖0.5，馏水100.0，混合，用三分之一，以三十八摄氏度温之，为一次灌肠料。

按：醋酸铅之力长于治吐衄，以其质重坠且性凉也。

尝治一少年，仲春吐血，为调方治愈。次年仲春病又反复，其脉象弦硬，左部又弦硬而长。

知系肝木承旺过于上升，而血亦随之上升也。

遂用广三七细末三钱，捣以醋酸铅十分瓦之三，俾分作三次服，再用生杭芍八钱，甘草三钱，煎汤送下（汤药递煎三次，以送三次药末）。服药二日，其血即止。

又为开柔肝滋阴药，俾再服数剂，以善其后，至今三年病未反复。

盖醋酸铅为金属之药，能制木又复凉而重坠，原与吐衄之证相宜，更伍以最善治吐衄之三七，而又用凉肝之芍药，缓肝之甘草煎汤送服，是以效也。

沃度仿谟（Todoformium）（即沃仿末，又名磺碘）

沃度仿谟为金样光彩黄色小叶状结晶，味淡微甘，有烧臭气，系沃度之化合物。

在治疗上有最确实之防腐功效。

内用现和缓之沃度作用而稍呈麻醉作用。

其用量一次极量为0.2，一日之极量为0.6。

外用宜作软膏敷于疮面。于疮伤疗法尤为重要之药，绷带料多用之。

治脓疡：磺碘50.0。依的儿250.0，酒精750.0混以浸500.0之脱脂棉，燥后为充填疮孔之用。又磺碘10.0，偓里设林100.0，调和，为疮孔注射药。又磺碘1.0，依的儿10.0，混和，为涂布料。

沃度加留谟（Kalium Jodatum）（旧译铱碘，省文沃剥）（注，碘化钾）

沃度加留谟为白色干燥方形结晶，有特异之辛咸味。

其原质存于海水及海产动植物或矿泉。

制法：于加里海液中，溶解沃度，同时取其生成之沃度酸盐，以木炭还原之而成。

在变质药中独占最优之品。故凡瘰疬、瘤赘、结核、流注、胃癌（即胃口长疙瘩，致胃窄隘有碍进食，在胃上口者成膈食，在胃下口者成反胃）改变形质之证，服之皆能变还原质，以治梅毒始二三期，皆著确实功效。

凡脏腑炎证久服他药不愈者，可服此药，久之皆能愈也。

治瘰疬方：沃剥10.0，龙胆末30.0，混和，分作七十二丸，每服三丸，日服三次。

按： 此方去龙胆末，并治胃癌。胃癌在胃上口为膈食，在胃下口为倒食。按此分服分量，水溶化服之。

治梅毒方：沃剥8.0，硫苦3.0，苦丁5.0，镏水150.0，混和，溶化贮封，分十六次服，日服三次。

沃度丁儿（Tinctun Jodi）（旧译海碘酒）

本品为暗褐色有沃度之液臭气，系用沃度所制之酒。

内服者甚少，外用之涂敷则甚广，若肋膜炎、关节炎、横痃、癫癣等皆为涂敷料。

若内服，一日数次，每次一滴至三滴，可治妊妇呕吐。

此属剧烈之药，宜密贮置冷处。

重碳酸那笃留谟（Natrium Bicarbomcum）（省文曰重曹）

本品为白色之结晶块或粉末，乃亚尔加里类金属之化合物。

对于消化器之加答儿性疾患等，用之最多。

较诸留谟盐为无害，为亚尔加里药中首屈一指之药物。

善治胃酸分泌过多，食后吞酸，消化不良。盖其性与碱相近（可作碱用），故能治胃肠异常发酵也。

其用量每次用0.5～2.0。

骨拜波拔尔撒谟（Balcamamam Copaivae）（英名哥拜巴油）

骨拜波拔尔撒谟为热带南美利加所产决明科之树脂。

西人谓树脂为拔尔撒谟，其色淡黄或作褐色，其味苦而兼辣，微有香气。

为治淋第一要药，能护水道黏膜，颇有防腐之力。

其用量每次1.0，日三服。

按：骨拜波为治淋良药，而对于初起有热性者尤宜。

愚恒用甘草末调之，适可作丸，桐子大，朱砂为衣。每服二十丸，日三服，以治淋证初起极效。若淋证带血者，可用鲜小蓟根煮汤送服。

【附案】

予见春生学兄，尝用骨洴波脂和毕澄茄末为丸，如桐子大。治花柳毒淋慢性淋证、小便白浊及妇人白带其效如神。每服三四丸，饭后服，白水送下，一日二次。

惟制丸必以骨洴波脂稠黏如蜜状者，若用其油，则不能为丸。购时须当注意。

受业张方舆谨识

荜澄茄末（Pulvis Cubedae）

荜澄茄似胡椒之末，诚实者气味亦类胡椒，而不若胡椒之热，其苛辣激刺之性亦减于胡椒。

至西人所制之末，又兼甘苦之味。

本是中药，西人用之以治淋证、白浊及女子白带甚效。

且有利小便之功用，并治膀胱内皮发炎，日久不愈。

其用量：每服2.0～4.0，日三次，若小便因热不利者，宜少用。

按：荜澄茄性平，宜于慢性淋证。若久不愈者，可用荜澄茄六瓦和以骨拜波三瓦为稠膏，为一日之量，分三次服。以之治白带亦甚效。

白檀油（OlenmSantali）（又作檀香油）

白檀油者，为微黄色稠厚之油。

系前印度及印度群岛所产之槟科白檀木心蒸馏而得之挥发油也。

其香气特异而审透。长久留存，稀释之芳芬似蔷薇味，苛烈稍苦。

对于急性淋疾及淋毒性膀胱炎奏效较著。

一日三次，每次二十滴，少和以薄荷油而用之，或以其2.0入于胶囊，日服二次，服三个至五个。

《医学衷中参西录》第五期第二卷

药物讨论记（此标题为整理者后加）

尝思用药如用兵，善用兵者必深知将士之能力，而后可用之以制敌；善用药者亦必深知药性之能力，而后能用之以治病。是卷讨论药物，以《本经》为主，佐以实验，举凡炮制失宜、名实混淆之处，皆详辨之。

"石膏生用直同金丹、煅用即同鸩毒" 说

石膏之原质为硫氧氢钙化合而成，其性凉而能散，为清阳明胃腑实热之圣药。

无论内伤外感，用之皆效。即他脏腑有实热者，用之亦效。

《神农本经》原谓其微寒。其寒凉之力远逊于黄连、龙胆草、知母、黄柏等药，而其退热之功效则远过于诸药。盖诸药之退热，以寒胜热也；而石膏之退热，逐热外出也。

是以将石膏煎服之后，能使内蕴之热息息自毛孔透出。且因其含有硫氧氢，原具发表之性，以之煮汤又直如清水。服后其寒凉之力俱随发表之力外出，而毫无汁浆留中以伤脾胃。

是以遇寒温之大热，势若燎原，而放胆投以大剂白虎汤，莫不随手奏效。其邪实正虚者，投以白虎加人参汤亦能奏效。是以愚目石膏为寒温实热证之金丹，原非过也。

且尝历观方书，前哲之用石膏，有一证而用至十四斤者（见《江笔花医镜》）；而有一证而用至数十斤者（见《吴鞠通医案》）；有产后亦重用石膏者（见《徐灵胎医案》，然须用白虎加人参汤以玄参代知母，生山药代粳米）。然所用者皆生石膏也，即唐宋以前亦未有用煅石膏者。孰意后世本草之论石膏者，竟将《本经》之所谓微寒者改为大寒，且又多载其煅不伤胃。乃自此语一出，直误尽天下苍生矣。

盖石膏之所以善治寒温者，原恃其原质中之硫氧氢也。若煅之，其硫氧氢皆飞去。所余之钙，经煅即变为洋灰（洋灰原料石膏居多），以水煮之即凝结如石。其水可代卤水点豆腐。若误服之，能将人外感之痰火及周身之血脉皆为凝结锢闭。是以见有服煅石膏数钱，脉变结代，浸至言语不遂，肢体痿废者；有服煅石膏数钱，其证变结胸，满闷异常，永不开通者；有服煅石膏数钱，其周身肌肉似分界限，且又突起者。盖自有"石膏煅不伤胃"之语，医者轻信其说以误人性命者实不胜计矣。目之为鸩毒，此非愚之苛论也。愚混迹医界者五十年，对于各处医学志报，莫不竭力提倡重用生石膏，深戒误用煅石膏，医界同人有与愚表同志者，不禁馨香祝之也。

至于石膏生用之功效，不但能治病，且善于治疮，且善于解毒。

奉天陆军营长赵海珊君之封翁，年过六旬，在脐旁生痈，大径三寸。五六日间，烦躁异常，自觉屋隘莫容。其脉左关弦硬，右关洪实。

知系伏气之热与疮毒俱发也。问其大便，数日未行。

投以大剂白虎汤加金银花、连翘、龙胆草。煎汤一大碗，徐徐温饮下。连服三剂，烦躁与疮皆愈。

又，在籍时，本村东邻张氏女因家庭勃谿，怒吞砒石，未移时，作呕吐。其兄疑其偷食毒物。诡言无他，惟服皂矾少许耳。其兄闻其言，急来询解救之方。

愚曰：皂矾原系硫氧与铁化合，分毫无毒，呕吐数次即愈，断无闪失，但恐未必是皂矾耳。须再切问之。

其兄去后，迟约三点钟复来，言此时腹中绞疼，危急万分，始实言所吞者是砒石，非皂矾也。

急令买生石膏细末二两，用凉水送下。乃村中无药铺，遂至做豆腐家买得生石膏，轧细末，凉水送下，腹疼顿止，犹觉腹中烧热。

再用生石膏细末半斤，煮汤两大碗，徐徐饮之，尽剂而愈。

后又遇吞洋火中毒者，治以生石膏亦愈。然以其毒缓，但煎汤饮之，无用送服其细末也。

所最可虑者，北方药房中谬习，凡方中有石膏未开生、亦未开煅，率皆与以煅者。即明明方中开生石膏，亦恒以煅者伪充。因煅者之细末其所素备，且以为煅之则性近和平，较用生者尤稳妥也。是以医者欲用生石膏，宜加检点，或说给病家检点，亲视药房中将大块生石膏轧细，然后可用。若轧细时未经监视，至将药煮出，其石膏之渣凝结于罐底倾之不出者，必系煅石膏，宜急弃其药汤勿服。慎之，慎之！人命所关非轻也。

石膏治病无分南北论

近阅南方名医某君新出之著作，谓石膏之性宜于北，而不宜于南。愚阅之，有不能已于言者。非好辩也，诚以医学公开研究，然后能有进步，是以师弟之间亦不妨反复问难。愚与某君既同为医界中分子，有阅愚此论者，视愚为某君之净友可也。

尝考《神农本经》，谓石膏微寒，主产乳。盖言其性不甚寒凉，可用于产后也。乃后世注《本经》者，不知产乳之"乳"字原作"生"字解，而竟谓石膏能治妇人无乳，支离殊甚。要知产后无外感之热，石膏原不可用。若确有外感实热，他凉药或在所忌，而独不忌石膏。以石膏之性非大寒，乃微寒也。

是以汉季南阳夫子，原为医中之圣，所著《金匮》中有竹皮大丸，治妇人乳中虚，烦乱呕逆，中有石膏。夫乳中者，生子之时也；其烦乱呕逆必有外感之实热也。此实通《本经》石膏主产乳之义以立方也。

愚生平临证用药皆窃师南阳夫子，凡遇产后寒温证，其阳明腑热已实，皆治以白虎加人参汤，更以玄参代知母、生怀山药代粳米，莫不随手奏效。盖凡用白虎汤之时，其邪实正虚者皆宜加人参。而以玄参代知母者，以《本经》原谓其治产乳余疾也。以生山药代粳米者，取其浓厚之汁浆既可代粳米和胃，其所含多量之蛋白质又能补益产后者之肾虚也（拙著《医学衷中参西录》附载有医案若干可参观）。

夫产后最忌寒凉，而果有外感实热，石膏且为必需之药，岂南方遇有寒温实热之证，独不宜用石膏乎？如谓自古医学皆起于大江以北，《本经》论石膏或专为北方人设法，及仲圣之用石膏亦专为北方人立方者，试再与进征诸南方名医之用药。

吴江徐灵胎，南方名医也。其治陆炳若之夫人产后风热，重用石膏；其治朱炳臣阳痿，亦重用石膏。淮阴吴鞠通，亦南方名医也。其治何姓叟手足拘挛，误服桂枝、人参、熟地加剧，每剂药中重用石膏八两，至三月后始收功。又，桐城余师愚，亦南方名医也。其所著《疫疹一得》，载有清瘟败毒散，重用石膏八两。又，吴门江笔花，亦南方名医也。其所著《医镜》，载有时疫发斑一案，共用石膏十四斤始治愈。香山刘蔚楚，南方当时名医也。其所著《遇安斋证治丛录》，载为其夫人治产后温病，每剂重用石膏八两，连服十八剂始愈。若斯者，皆明明载于南方名医著作中，固为医界所共见也。

不但此也，拙著之《医学衷中参西录》遍行于南方诸省，南方同志用书中重用石膏之方，治愈寒温险证，致书相告者甚多，今复举数则于下以征明之。

湖北潜江红十字分会张港义务医院院长崔兰亭君来函云："丁卯仲夏，国民革命军第二十军四师七旅旅长何君身染温病，军医以香薷饮、霍香正气散治之不效。迎为诊视。遵用《医学衷中参西录》清解汤（中有生石膏六钱），一剂而愈。时因大军过境，温病盛行。以书中清解汤、凉解汤、寒解汤、仙露饮、从龙汤、馏水石膏饮，有呕者兼用代赭石。本此数方，变通而用之。救愈官长目兵千余人，共用生石膏一千余斤，并无偾事。"

又，江苏崇明协平乡保坍工程筹备处，蔡维望君来函云："今季秋，敝处张氏女得温病甚剧。服药无效，医言不治，病家以为无望。仆适在家叔经理之同德公司内，与为比邻。其母乞求，强仆往视。见其神昏如睡，高呼不觉，脉甚洪实。用先生所拟之石膏粳米汤：生石膏用三两，粳米用五钱。见者莫不惊讶诽笑。且有一老医扬言于人曰：'蔡某年仅弱冠，看书不过逾年，竟大胆若此。石膏重用三两，纵煅用之亦不可，况生者乎！此药苟下咽，病人即死矣。'有人闻此言，急来相告。仆曰：'此方若用煅石膏，无须三两，即一两亦断送人命而有余。若用生者，即再多数两亦无妨，况仅三两乎！'遂急催病家购药。自监视煎取清汤一大碗，徐徐温饮下，病人霍然顿醒。其家人惊喜异常。闻其事者互相传告，以为异事。又，苏州交通部电话局，张玉阶夫人病重，电报连催，至苏诊治。既至，有医在座，方开金银花一两、山栀八分、黄芩六分等药十七味，加牛黄丸一粒。该医请仆诊断，脉洪带数，神昏烦躁，舌苔微黄，喉红小疼。断为春温重证，已入阳明之腑。因思苏州病家畏石膏如虎，良药埋没已久，今次可为石膏昭雪。乃放胆投白虎汤加党参，以生山药代粳米。为其喉红小疼更以玄参代知母，生石膏用八两。该医大为骇异。因将先生所论石膏之理，详为讲解，彼终不悟。遂催病家速购药，石膏要整块自制为末，以免药房以煅者误充。共煎汤一大碗，分数次徐徐温饮下。至明晨，热退神清。该医又来探视，则病人正食粥矣。该医再三注目，一笑而去。揣该医之意，必以为其愈非真愈也。何至若斯之惑欤？噫！"

常德医药研究会撰述员张右长君来函云："迩年捧读大著，手未释卷，受益于吾师者良多。近治一肿病，其人由慈利来常，意专到广德西医院就诊。西医作水肿治之，两旬无效。继来生处求诊。遵吾师诊断法，见其回血管现紫色，且现有紫色鸡爪纹。知系血臌，即用吾师治血臌之法治之，二十五日痊愈。全市愕然，广德西医院闻之亦甚讶异。此外如重用山萸肉、生赭石、生石膏、生龙骨、牡蛎、生乳香、没药治愈之病，不胜计。而其中又以重用石膏治愈之险证尤伙。有一剂而用至五六两者，有治愈一病而用至斤余者。编有《适园医案偶存》，后当呈师指正。"

此三处来函皆来自南方，石膏之性于南之患寒温者，有何不宜哉？

近又接平潭李健颐君赠所著《鼠疫新篇》一书，方中多用生石膏：有一剂之中用至八两，有治愈一证共用生石膏二斤强者。其书且广登于各处医学志报，某君岂未之见耶！夫平潭为闽属，为我国极南之地，而尚可用石膏如此者，是知果系当用石膏之证，何地不可放胆用之哉？

按： 石膏原系硫氧氢钙化合而成，为其含硫氧氢，是以其性凉而能散（硫氧即硫酸，在西医药中，为清热之品）。外感有实热者服之，能使内蕴之热息息自毛孔透出。凡寒温阳明府实之证，用之直胜金丹。

乃后世本草竟谓石膏煅不伤胃，则石膏经煅，其硫氧氢皆飞去，所余之钙经煅即成洋灰，能在水中结合，点豆腐者用之煮汤代卤水。其不可服明矣。若误用之，能将人之外感痰火凝结不散，并凝结人之血脉，使不流通。是以石膏煅后用至八钱即能误人性命。某君之忌用石膏，殆有鉴于煅石膏之误人也，岂知若生用之与煅者有天渊之分乎！

所最可异者，津沽诸药房，凡于方中石膏未开明生或煅者，例皆以煅者与之。甚或方中明明开生者，而亦以煅者误充。以煅者之细末其所素备也，且误信煅不伤胃之言，以为煅者较生者尤良也。

愚为此事重要，定一甄别之法：凡将药煎成，石膏之渣凝结于药罐之底，而倾之不出者，必系煅石膏，宜速弃其药勿服。凡方中用生石膏者，宜先将此甄别之法说给病家，亦救人之一道也。

答王隆骥君"石膏生用、煅用"之研究

鄙人浮沉医界者五十余年，凡所目睹耳闻者，恒有

病非难治，而误用煅石膏以陷害之者，不知凡几。又有其病本可治，而不知重用生石膏以挽救之者，又不知凡几。因此深动悲悯，言难自秘，不觉语长心重，拟成"石膏生用直同金丹，煅用即同鸩毒"一篇，曾登于各处医学志报，其中征明煅石膏之不可用。因煅石膏所煮之水能代卤水点豆腐，是其性与卤水同也。

乃于《医界春秋》六十五期，江西王君谓愚所论不确，生石膏煮水亦可用点豆腐。愚因遍询敝处作豆腐者，乃知生石膏虽亦可点豆腐，然凝结之力甚微，若煅者用一两可将豆腐点成者，生者须得四两，且终不若煅者所点之豆腐块硬。吾邑吃豆腐者，以块硬如面筋者为佳，是以敝处作豆腐者皆用煅石膏。一为省费计，一为易售计也。

由斯观之，石膏原为硫氧氢钙化合，所含之钙原有黏涩之性，是以多用之亦微有凝结之力；而其含之硫氧氢则大有表散之力，虽钙之性微黏涩无伤也。若煅之则其硫氧氢皆飞去，所余之钙经煅即成洋灰（烧洋灰者必用石膏）。若用汤剂煮之，即在罐底凝结为石。是其黏涩之性百倍于生者。又因硫氧氢皆飞去，分毫无宣散之力，则煅石膏之不可轻服彰彰明矣。而愚对于煅石膏之不可用，原有确实征验，非敢漫为论断也。

愚在辽宁立达医院时，有何裕孙君，为营口何道尹之胞兄。其人学问鸿博，人品端正，恒与愚互相过从，为研究玄学契友。因向充东三省测量局长，曾与吴子玉将军同事。岁在辛酉，闻吴将军在北京有事，欲与相商，遂晋京相访。偶受感冒发热，自开一解表清里之方，中有石膏六钱。

彼意中是用生石膏，而方中未开生字，北方药铺恶习，凡石膏未注明生字者，必与以煅者。及将药煎服后，陡觉心不舒畅，检视药渣，见石膏凝结于罐底甚坚，乃知为煅石膏所误。

自诊其脉，数动一止，遂急还，求愚为诊治无效，又经中西医多方治疗皆无效。浸至肢体不遂，言语蹇涩，竟至不起。

又，辽宁张允孚君，为黑龙江军官养成所总办，有事还家，得温病，求为诊治。

方中为开生石膏一两，张君阅方大惊，谓在江省因有病服煅石膏五钱，骤成结胸之病，服药十余剂始转危为安；今方石膏一两且系生者，实不敢服。

愚因为之详细辩明石膏生熟之异性，彼仍游移。其介绍人韩玉书君，为陆军次长韩麟春之胞兄，曾与张君同时在东洋留学，亦力劝其速服。谓：前月家慈病温，先生为开生石膏三两，煎汤三杯，分三次服下，病若失。况此方中止用一两乎！

张君遂放胆服下，病遂愈。后张君颇感激，且深赞愚研究药性之精确。

就此两案观之，愚目煅石膏为鸩毒，原非过也。况此外服煅石膏而受害者，又不可胜数乎！

王君又谓：生石膏虽可多用，然须有节制。而愚生平喜用生石膏，亦非漫无节制也。盖石膏性原微寒，《本经》明载，是以非多用不能清大热。至愚重用生石膏之时，必煎汤数钟，分多次徐徐温饮下，病愈即停饮。此以小心行其放胆，即古人一煎三服之法，实于无节制之中而善用其节制也。

王君又谓：《金匮》竹皮大丸及小青龙加石膏汤，皆所用石膏甚少，且谓竹皮大丸有二分之石膏，即有七分之甘草，且以枣肉为丸，其意盖可知矣。而愚对于二方之少用石膏及竹皮大丸之配制，则实别有拟议也。尝阅行世《金匮》诸本，竹皮大丸石膏载用二分之外，又有载用一分者，又有载用一两者。是知仲景之书不知几经传写或口授，至宋始有印本。其中错误原甚多，其药品之分量原不足凭，其方列于妇人产后门中，故其所主之病，为妇人乳中虚，烦乱呕逆。此"乳"字当作"生"字解，谓妇人当生子之时也。生子之后而烦乱呕逆，此中必有外感之热已入阳明之府，是以方中用桂枝以散外感，用石膏以清内热，用竹皮以止呕逆。而必作丸剂者，因石膏性凉质重，若并其质服之，不但能清热且善镇呕逆。然又恐其产后肾虚寒凉下侵，故又多用甘草，丸以枣肉，以缓其下行之势，此仲圣制方之精义也。然须知石膏末服一钱之力，可抵半两。少用胜于多用也。

至于愚治产后外感之热，终虑竹皮大丸中之石膏重坠下达，而不敢轻用。恒以白虎人参汤代之，且又将方中之知母代以玄参，粳米代以生山药。盖白虎汤用法：在汗吐下后例加人参，以其虚也。渴者亦加人参，以其津液不上潮也。产后则虚之尤虚，其气化下陷而不能上潮可知。以玄参代知母者，因《本经》谓玄参治产乳余疾，而于知母未尝言也。以生山药代粳米者，因粳米但能留恋肠胃，俾石膏之寒凉不下趋，而生山药之汁浆黏润多含蛋白质，既能和胃，兼能补产后肾虚也。至于表证未罢者，又宜酌加薄荷叶钱余，或送服西药阿斯必林二分许，则里清外解，莫不随手奏效。拙著《志诚堂医案》中，载有此证数案，皆煎药一大剂，分多次缓缓温饮下。虽在产后，寒凉亦不至下侵。迨大热退至十之七八，又急改用滋阴之品，以清其余热，是以百用不至一失也。

或疑后世注疏家之解竹皮大丸者，谓因有子食乳，其乳去过多，致生虚热，故主以竹皮大丸，非正当产后因有外感之热用竹皮大丸也。不知注疏家恒疑石膏不可用于产后，故将乳字不作生字讲，而作乳汁讲。且于

《本经》石膏治产乳之句亦作乳汁讲，此非以其说解经文，实以经文迁就其说也。藉曰不然，此可于徐氏《洄溪医案》征之。

徐氏案中载有陆炳若之夫人，产后感风热，瘀血未尽。

医者执产后属虚寒之说，用干姜、熟地治之。

汗出而身热如炭，唇燥舌紫。仍用前药。

余斯日偶步田间，近炳若之居，趋迎求诊。

余曰：产后血枯火炽，又加风热刚燥滋腻之品，益火塞窍，凶危立见。

非石膏则阳明之盛不解。遵仲景法用竹皮、石膏等药。

余归而他医至，笑且非之，谓自古无产后用石膏之理。此盖生平未见仲景方也。

其母素信余，力主服之，一剂而醒。俾用原方再服一剂痊愈。

观徐氏此案所谓遵仲景法，用竹皮、石膏等药，非即指竹皮大丸而言乎！徐氏为有清中叶名医，其遇产后外感热证，即仿用竹皮大丸，则经文中所谓"乳中"者，非即"产后"二字之代名词乎！

盖产后外感实热之证，病者十人恒九人不起。诚以外感炽盛之热，传入阳明，非石膏不解。而世俗执定产后最忌寒凉之说，不惟石膏不敢用，即一切稍能清热之药亦不敢用。夫产后气血两亏。为其气亏，脏腑少抵抗之力，则外邪之入也必深；为其血亏，脏腑多阴虚之热，则外热之灼耗益烈。此乃内伤外感相并，为寒温中至险之证。治法不师仲景，其何能济乎！至于愚治此证，改用白虎加人参汤加减者，此乃对于此证慎之又慎，百用不至一失也。其有信用愚言者，自能为产后患寒温者广开生路也。

至于王君谓小青龙加石膏汤所加石膏亦甚少者，而愚则另有拟议也。按《金匮》小青龙加石膏汤与越婢加半夏汤并列于肺病门中。越婢加半夏汤所主之病为咳而上气，此为肺胀。其人喘息如脱状，脉浮大者，此汤主之。小青龙加石膏汤所主之病，为肺胀咳而上气，烦而喘，脉浮者，此汤主之。是二方所主之病原相近也。越婢加半夏汤中言脉浮大，其为热可知，而小青龙加石膏方中，虽但言脉浮未尝言大，然病兼烦躁，此为太阳烦躁，与少阴烦躁不同，其为热尤显然也。由斯而论，是二病之热亦相近。而越婢加半夏方中有石膏半斤，小青龙加石膏方中仅加石膏一两，且其所用桂、辛、干姜诸热药，原为越婢加半夏汤中所无，而其分量又皆重于石膏数倍，其为汤剂之热者可知。以热治热，其能有效乎？

再征以竹皮大丸中之石膏，各书之分量不同，则此方中所加石膏之分量必有差误可断言也。是以愚用此方时石膏恒为诸热药之七八倍，方能随手奏效。拙著《医学衷中参西录》五期中，载有历序用小青龙汤之经过及通变化裁之法，可参观也。

王君又谓：煅石膏治外感轻病亦能奏效。此说也愚非不知。拙著《医学衷中参西录》三期有加味越婢加半夏汤，治人素有劳嗽，因外感袭肺而劳嗽益甚，或微兼喘逆痰涎壅滞者。方中石膏三钱原系煅用，服后可将痰涎结成小块易于吐出。后乃虑此方若误以治外感稍剧之证，恐药不能胜病，更将煅石膏加多，必至痰火凝结于胸中，而成结胸之险证，则甚可畏也。是以至再版时，遂改为生石膏四钱。其清上焦之力能使痰涎自化为水，随小便泻出。较之紧成小块吐出者尤稳妥也。

盖愚生平志愿，深望医界同人尽用生石膏。药房中亦皆不鬻煅石膏。乃为达到目的，复何忍倡用煅石膏以治外感之轻病乎？

论三七有殊异之功能

三七善止血妄行，又善化瘀血而不伤新血，拙著《药物学讲义》已详悉言之。乃今于治血证之外，又得其殊异之功能，由自身试验而知。既知之而不敢自秘，特详录其事于下。

乙丑孟夏末旬，愚寝室窗上糊纱一方以透空气，夜则以窗帘障之。一日，寝时甚热，未下窗帘。愚睡正当窗，醒时觉凉风扑面，袭入右腮，因睡时向左侧也。至午后右胳肿疼。

知因风袭，急服西药阿斯必林汗之。

乃汗出已透，而肿疼依然。迟至翌晨，病又加剧，手按其处，连牙床亦肿甚，且觉心中发热。

于斯连服清火、散风、活血消肿之药数剂。

心中热退，而肿疼仍不少减，手抚之肌肤甚热。

遂用醋调大黄细末屡敷其上。

初似觉轻，迟半日仍无效，转觉其处畏凉。

因以热水沃巾熨之。

又见轻；乃屡熨之，继又无效。

因思未受风之先，头面原觉发热，遽为凉风所袭，则凉热之气凝结不散。因其中凉热皆有，所以乍凉之与热相宜则觉轻，乍热之与凉相宜亦觉轻也。然气凝则血滞肿疼，久不愈必将化脓。

遂用山甲、皂刺、乳香、没药、粉草、连忽诸药迎而治之。

服两剂仍分毫无效。浸至其疼彻骨，夜不能眠。

踌躇再四，恍悟三七外敷，善止金疮作疼，以其善化瘀血也，若内服之，亦当使瘀血之聚者速化而止疼。

遂急取三七细末二钱服之。

约数分钟，其疼已见轻；逾一句钟，即痊愈强半矣。当日又服两次，至翌晨已不觉疼，肿亦见消。继又服两日，每日三次，其肿消无芥蒂。

愚于斯深喜病之得愈，且深叹三七之功能几令人不可思议。

内子王氏因语愚曰："余向在日本留学，曾伤手出血，敷西药磺碘（即沃度仿谟）少许，其疼立止，后历三日始愈。迨来奉又伤手出血，敷三七末少许，移时疼方止，历一日夜伤处痊愈。由斯观之，三七治金疮固胜于磺碘也。又在日本时，尝见日人恒以物类试药力。迨至奉偶居，居停杜氏所畜之犬，粪门溃烂流脓血，杜氏妇笑问有法治否？

因思此正可为试验药力之资藉，遂答曰可治。俾用三七细末钱半，磺碘少许，掺粥中饲之，日两次。连饲三日，犬竟愈。

观此二药并用如此效验，想以治人肠中生痈溃烂亦当有捷效。"

愚因晓之曰："磺碘内服（一次之极量为六厘，剧烈之品慎勿多用），其性原善解梅毒。犬因食含有梅毒之人矢，所以肠中生痈，溃及粪门，外流脓血。治以磺碘原甚的，而与三七之化腐生新者并用，所以见效尤捷。

此本为治人之良药，特因一为中药，一为西药，故从前未有将此二药并用者。今既并用之试于犬而有效，用于人亦何患不效乎！既可以治人有梅毒之肠痈有效，其无梅毒之肠痈，治之不更易乎！"而愚又思之，难治者莫如肺痈（肺结核之甚者即肺痈）及赤痢末期，肠中溃烂，所下者腥臭腐败也。乃由肠痈而推及肺痈，且由肠中生痈溃烂推及肠中赤痢溃烂，想用此二药亦皆能奏效（此尚待实验）。为此段商榷实有益于医学，故并录之。

此论成后，曾以示沧州友人李品三。品三曰："三七诚为良药，余曾治一孔姓壮年，心下疼痛，经他医屡治不愈。俾用丹参、桃仁各三钱煎汤，送服三七细末二钱，一剂而愈。盖因其心下血管为血所瘀，是以作疼。三七长于化瘀血，故奏效甚捷也。"

愚闻之喜曰："三七之功能，愚以为发挥无遗矣。今闻兄言，知三七又多一主治也。"

继又实验三七之功能，直如神龙变化，莫可端倪。

丙寅季春，愚自沧州移居天津。有表侄刘骥如在津为德发米庄经理，其右腿环跳穴处肿起一块，大如掌，按之微硬，皮色不变。继则渐觉肿处骨疼，日益加重。及愚诊视时，已三阅月矣。

愚因思其处正当骨缝，其觉骨中作疼者，必其骨缝中有瘀血也。

俾日用三七细末三钱，分作两次服下。

至三日，骨已不疼。又服数日，其外皮色渐红而欲腐。又数日，疮顶自溃，流出脓水若干。

遂改用生黄芪、天花粉各六钱，当归、甘草各三钱，乳香、没药各一钱。连服十余剂，其疮自内生肌，排脓外出，结痂而愈。

按：此疮若不用三七托骨中之毒外出，其骨疼不已，疮毒内陷，或成附骨疽为不治之证。今因用三七，不但能托骨中之毒外出，并能化疮中之毒使速溃脓（若早服三七并可不溃脓而自消）。三七之治疮，何若斯之神效哉！

因恍悟愚之右腮肿疼时，其肿疼原连于骨，若不服三七将毒托出，必成骨槽风证无疑也。

由此知凡疮证之毒在于骨者，皆可用三七托之外出也。

又，天津英租界胡氏妇，信水六月未通，心中发热胀闷。治以通经之药，数剂，通下少许。自言少腹仍有发硬一块未消。其家适有三七若干，俾为末，日服四五钱许，分数次服下。

约服尽三两，经水大下，其发硬之块亦消矣。

审斯，则凡人腹中有坚硬之血积，或妇人产后恶露未尽，结为癥瘕者，皆可用三七徐消之也。

又，天津日租界刘问筹，偶患大便下血甚剧。西医注射以止血药针，其血立止。而血止之后，月余不能起床，身体酸软，饮食减少。其脉芤而无力，重按甚涩。

因谓病家曰："西人所注射者，流动麦角膏也。其收缩血管之力甚大，故注射之后，其血顿止。然止后宜急服化瘀血之药，则不归经之血，始不至凝结于经络之间为恙。今但知止血，而不知化血，积之日久，必成劳瘵，不仅酸软减食已也。然此时尚不难治，下其瘀血即愈矣。"

俾日用三七细末三钱，空心时分两次服下。

服至三次后，自大便下瘀血若干，色紫黑。从此每大便时，必有瘀血随下。至第五日，所下渐少。至第七日，即不见瘀血矣。于斯停药不服。旬日之间，身体复初。

由斯观之，是三七一味即可代《金匮》之下瘀血汤，且较下瘀血汤更稳妥也。

羚羊角辨（附：羚羊角代替方）

以热治凉，以凉治热，药性之正用也。至羚羊角，性近于平不过微凉，而最能清大热，兼能解热中之大毒；且既善清里，又善透表，能引脏腑间之热毒达于肌肤而外出，此乃具有特殊之良能，非可以寻常药饵之凉热相权衡也。

而世之医者阅历未久，从未单用羚羊角施之病证，偶用数分杂于他药之中则其效不显；即或单用之，而不能与所治之证吻合，则其效亦不显；既与所治之证吻合矣，而所用者或为伪品，或成色有差，则其效仍不显。为用羚羊角未尝见其显著之功效，遂至轻议羚羊角为无用，登诸医学志报。愚非好辩。然既同为医界中人，原有互相研究之责任。今特将从前所用羚羊角治愈之病十余则，详录于下以征明之。

壬寅之岁，曾训蒙于邑之北境刘仁村，愚之外祖家也。季春夜半，表弟刘铭轩扣门求方。言其子（年六岁）于数日间出疹，因其苦于服药，强与之即作呕吐，所以未求诊视。今夜忽大喘不止，有危在顷刻之势，不知还可救否。

遂与同往视之。见其不但喘息迫促，且精神恍惚，肢体骚扰不安。脉象摇摇而动，按之无根。其疹出第三日即靥，微有紫痕。

知其毒火内攻，肝风已动也。

因思熄风、清火，且托毒外出，惟羚羊角一味能兼擅其长，且色味俱无，煎汤直如清水，孺子亦不苦服。

幸药房即在本村，遂急取羚羊角三钱煎汤，视其服下。

过十余分钟即安然矣。

其舅孙宝轩，沧州名医也。翌日，适来省视，见愚所用羚羊角方，讶为仙方。其实非方之仙，乃药之良也。

奉天都护（清之护寝陵者）王六桥之孙女，年五六岁，患眼疾。先经东医治数日不愈，延为诊视，其两目胬肉长满，遮掩目睛，分毫不露，且疼痛异常，号泣不止。

遂单用羚羊角二钱，俾急煎汤服之。时已届晚九点钟。

至夜半，已安然睡去。翌晨，胬肉已退其半。又煎渣服之，痊愈。

盖肝开窍于目，羚羊角性原属木（谓角中有木胎者不确，盖色似木而质仍角也），与肝有同气相求之妙。故善入肝经以泻其邪热，且善伏肝胆中寄生之相火，为眼疾有热者无上妙药。

奉天陆军次长韩芳辰之太夫人，年六十余，臂上生疗毒。外科不善治疗，致令毒火内攻，热痰上壅，填塞胸臆，昏不知人。时芳辰督办奉天兵工厂，有东医数人为治，移时不愈，气息益微。延为诊视。

知系痰厥。

急用硼砂五钱，煮至融化，灌下三分之二。

须臾，呕出痰涎若干，豁然顿醒。而患处仍肿疼，其疗生于左臂，且左脉较右脉洪紧。

知系肝火炽盛，发为肿毒也。

遂投以清火解毒之剂，又单将羚羊角二钱煎汤兑服，一剂而愈。

奉天小北门里淡泊胡同，友人朱贡九之幼女，年五岁，出疹。次日即靥，精神骚扰不安。自言心中难受。

遂用连翘、蝉蜕、薄荷叶、金银花诸药表之，不出。

继用羚羊角二钱煎汤饮之，其疹复出。

又将羚羊角渣重煎两次饮之，痊愈。

由此可知其表疹外出之力，迥异于他药也。

奉天同善堂（省立慈善总机关）堂长王熙春之幼女，年五岁，因出疹倒靥过急，毒火内郁。已过旬日，犹大热不止。其形体病久似弱，而脉象确有实热。且其大便干燥，小便黄赤。

知非轻剂所能治愈。将为疏方，熙春谓孺子灌药实难，若用好吃之药，令其自服则尤善矣。

于斯为开羚羊角二钱，生石膏二两，煎汤一大盅，俾徐徐饮下。连服两剂痊愈。

奉天大南门内官烧锅胡同刘玺珊之幼女，年四岁，于孟夏时胸腹之间出白㾦若干，旋即不见。周身壮热，精神昏愦，且又泄泻。

此至危之候也。为疏方：

生怀山药、滑石各八钱　连翘、生杭芍各三钱　蝉蜕、甘草各二钱　羚羊角一钱（另煎兑服）

煎汤一大盅，和羚羊角所煎之汤共盅半，分三次温服下。

其白㾦复出，精神顿爽，泻亦遂止。

继又用解毒清火之品调之痊愈。

奉天中学教员马凌霄之幼子，年四岁，因出疹瘨急，急来院求为诊治。其状闭目喘促，精神昏昏，呼之不应，周身壮热，大便数日未行。

断为疹毒内攻，其神明所以若斯昏沉，非羚羊角、生石膏并用不可。

遂为疏方：生石膏一两，玄参、花粉各六钱，连翘、金银花各三钱，甘草二钱。煎汤一大盅。又用羚羊角二钱，煎汤半盅。混合，三次温服下，尽剂而愈。

奉天海关税局文牍陈南雅之女，年六七岁，疹后旬余，灼热不退，屡服西药不效。后愚视之，脉象数而有力。

知其疹毒之余热未清也。俾单用羚羊角一钱煎汤饮之，其热顿愈。

天津特别三区三马路俞孚尹之幼子，年四岁，出疹三日，似靥非靥。周身壮热，渴嗜饮水。其精神似有恍惚不稳之意。其脉象有力，摇摇而动。

恐其因热发痉，为开清热托毒之方，加羚羊角一钱以防其发痉。

购药至，未及煎而痉发，且甚剧。

遂将羚羊角与诸药同时各煎，取汤混和，连连灌下，其痉即愈。

又将其方去羚羊角，再煎服一剂痉愈。

沧州中学书记张雅曾，河西纪家屯人，来院询方。言其家有周岁小儿出疹，延医调治数日，其疹倒靥皆黑斑，有危在旦夕之势，不知尚可救否。

细询之，知毒热内陷。

为开羚羊用一钱及玄参、花粉、连翘各数钱。俾将羚羊角另煎汤半茶盅，与余三味所煎之汤兑服，一剂而愈。

沧州河务局科员赵春山之幼子，年五岁，因感受温病发痉，昏昏似睡，呼之不应，举家惧甚，恐不能救。其脉甚有力，肌肤发热。

因晓之曰："此证因温病之气循督脉上行，伤其脑部，是以发痉，昏昏若睡。即西人所谓脑脊髓炎也。病状虽危，易治也。"

遂单用羚羊角二钱，煎汤一盅，连次灌下。

发痉遂愈，而精神亦明了矣。

继用生石膏、玄参各一两，薄荷叶、连翘各一钱，煎汤一大钟，分数次温饮下，一剂而脉静身凉矣。

盖痉之发由于督脉，因督脉上统脑髓神经也（督脉实为脑髓神经之根本）。羚羊之角乃其督脉所生，是以善清督脉与神经之热也。

沧州兴业布庄刘耀华之幼子，甫周岁，发生扁桃体炎喉证，不能食乳。剧时有碍呼吸，目睛上泛。

急用羚羊角一钱，煎汤多半杯，灌下。须臾呼吸通顺，食乳如常。沧州西河沿李氏妇，年二十余，因在西医院割瘰疬，住其院中，得伤寒证甚剧，西医不能治。延往诊视。其喘息迫促，脉数近七至，确有外感实热；而重诊无力，因其割瘰疬已至三次，屡次闻麻药，大伤气分故也。其心中觉热甚难支，其胁下疼甚。

急用羚羊角二钱，煎一大钟，调入鸡子黄三枚，服下。

心热与胁疼顿止。

继投以大剂白虎加人参汤，每剂煎汤一大碗，仍调入生鸡子黄三枚，分数次温服下。连服二剂痊愈。

岁在壬寅之孟秋，邑北境霍乱盛行。斯岁少阳相火司天，厥阴风木在泉，肝胆火盛。患病者多心热嗜饮凉水。

愚遇其证之剧者，恒于方中加羚羊角三钱（另煎兑服），服者皆愈。

或疑司天者管上半岁，在泉者管下半岁。霍乱发于孟秋，似与司天无涉。不知霍乱之根皆伏于暑热之时；且司天虽云管半岁，而究之一岁之气候实皆与司天有关也。

矧羚羊角之性，不但善平少阳之热，亦善平厥阴之热。况少阳之胆原与厥阴之肝，原相连乎！

又，愚在奉时，有安东王姓女学生来院诊病。自言上焦常觉发热，下焦则畏寒，且多白带。

家中存有羚羊角，不知可服否。

答以此药力甚大，且为珍重之品，不必多服，可用五分煎服之。

若下焦不觉凉，而上焦热见退，乃可再服。

后其人服羚羊角数次，不惟上焦热消，其白带亦见愈，下焦并不觉凉。

是羚羊角性善退热而又非寒凉之品可知也。

内子王氏生平有病不能服药，闻药气即思呕吐。偶患大便下血甚剧。

时愚自奉还籍，彼自留奉。因粗识药性，且知羚羊角毫无药味，自用羚羊角一钱煎汤服之，立愈。

友人毛仙阁，邑中之儒医也，以善治吐衄闻名。其治吐衄之方，多用羚羊角。曾询其立方之义。仙阁谓：吐衄之证多因冲气上冲，胃气上逆，血即随之妄行。其所以冲胃冲逆者，又多为肝火、肝气之激发。用羚羊角以平肝火、肝气，其冲气不上冲，胃气不上逆，血自不妄行而归经矣。愚深韪斯论，遇吐衄证仿用之，果效验异常。

　　夫犀角、羚羊角，同为珍重之药品。而犀角之出暹逻者，其价较羚羊角尤昂（无力者真广犀角亦可用）。因其价昂，则伪者愈多。愚曾用治吐衄，用治温热窜入心宫，用治温热传入阳明兼咳血，皆能随手奏效。而实未尝若羚羊角之单用屡用，以定其确实之功效。是以不敢轻加评议，姑悬为阙疑之条，以待同人之研究而已。

　　盖愚于药性从不敢凭空拟议，必单用、屡用，精心实验有得，而后登诸札记，以为异日撰述之蓝本。是以近著第四期《医学衷中参西录》（药物学讲义），专讲中西药物，所载中药不满百种，而药后讲解已近十万言。无非举数十年精心实验之所得，而尽情披露倾吐，以贡诸医界同人也。

　　所可虑者，羚羊角虽为挽回险证之良药，然四十年前其一钱之价值，不过同今日银币之半角。今则值银币十七八圆矣。其昂贵之价，后且有加无已。寒素之家，何以能用？愚因临证细心品验，遇当用羚羊角之证，原可以他药三种并用代之，其药力不亚羚羊角，且有时胜于羚羊角。则鲜茅根、生石膏与西药阿斯必林并用是也。

　　盖羚羊角之特长在表疹癍外出及清肝胆之热，而茅根禀少阳最初之气故发生最早；阿斯必林之原质存于杨柳树皮中（用其树皮中津液制成），杨柳之发生亦最早，故亦善入少阳也。至石膏，虽为阳明正药，因其含有硫氧氢原质，实善于清热，而兼有发表之性。凡药性之能发表者，皆与肝胆木性之喜条达者为同气。且石药质重，兼有镇肝胆之力。是以此三药并用可以代羚羊角也。今爰将此三药并用之分量酌定于下，且为定一方名，以便于记忆。

甘露清毒饮

鲜茅根去净皮切碎，六两　　生石膏捣细，半两　　阿斯必林半瓦

将前二味煎汤一大碗，分三次送服阿斯必林，两点钟服一次。若初次服药后遍身出汗，后两次阿斯必林宜少服；若分毫无汗，又宜稍多服。以服后微似有汗者方佳。

至石膏之分量，亦宜因证加减，若大便不实者宜少用；若泻者石膏可不用。待其泻止便实，仍有余热者，石膏仍可再用。

壬申正月中旬，长男荫潮两臂及胸间肉皮微发红，咽喉微疼，疑将出疹。又强被友人挽去，为治小儿发疹。将病治愈，归家途中又受感冒，遂觉周身发冷，心中发热。

愚适自津还籍，俾用生石膏细末一两，煎汤送服阿斯必林一瓦。

周身得汗，发冷遂愈，心中之热亦轻，皮肤则较前益红。迟半日，又微觉发冷，心中之热更增剧。

遂又用生石膏细末二两，煎汤送服阿斯必林半瓦。

服后微解肌，病又见愈。迟半日，仍反复如故，且一日之间下大便两次。

知其方不可再用。

时地冻未解，遣人用开冻利器，剖取鲜茅根六两，煎汤一大碗，分三次服。每次送服阿斯必林三分瓦之一。

服后未见汗而周身出疹若干，病愈十分之八九，喉已不疼。隔两日，觉所余之热又渐增重，且觉头目昏沉。

又剖取鲜茅根八两。此时因其热增，大便已实，又加生石膏两半，共煎汤一大碗，仍分三次送服阿斯必林如前。

上半身又发出白泡若干，病遂痊愈。

观此可知此三药并用之妙，诚可代羚羊角矣。后返津时，值瘟疹流行。治以此方，皆随手奏效。

论马钱子为健胃妙药

西人以马钱子为健胃之药。吾医界闻之，莫不讶为异事。不知胃之所以能化食者，固赖其生有酸汁，又实因其能自润动也。马钱子性虽有毒，若制至无毒，服之可使全身眴动，以治肢体麻痹（此兴奋神经之作用）。若少少服之，但令胃腑目䐃动有力，则胃中之食必速消。此非但凭理想，实有所见而云然也。

沧州小南门外，朱媪，年过六旬，素有痫风证。医治数十年。先服中药无效，继服西药麻醉脑筋之品，若臭剥、臭素、抱水诸药，虽见效，然必日日服之始能强制不发。

因诸药性皆咸寒，久服伤胃，浸至食量减小，身体赢弱。

后有人授以王勋臣龙马自来丹方，其方原以马钱子为主药。

如法制好，服之数日，食量顿增。旬余，身体渐壮。痫病虽未及除根，而已大轻减矣。

由斯知马钱子健胃之功效迥异乎他药也。

特是龙马自来丹，马钱子伍以地龙，为治痫风设也。

若用以健胃，宜去地龙，加炒白术细末，其健胃之效益著。爰拟定其方于下：

炒白术 细末，四两　制好马钱子 细末，一两

二药调匀，水和为丸一分重（干透足一分）。饭后服

五丸，一日再服。旬余自见功效。

按：马钱子诚有大毒，必制至无毒方可服。《医林改错》龙马自来丹后所载制马钱子法，似未能将毒去净。至《证治全生集》制药中所载制马钱子法，又似制之太过，使药无力。愚斟酌二书之间，拟一制法，载于《医学衷中参西录》三期第七卷（处方编中）振颓丸下，有欲制此药者，取用其法可也。

论龙骨不可煅用之理

龙者，天地之元阳也。其飞腾之时，原有气无质。是以出没变化，人莫窥测。至其潜藏地中，则元阳栖止之处必有元阴以应之。阳阴会合，得地气而成形，遂生龙骨。是龙骨者，原龙全身之模型也。迨至龙潜既久，乘时飞去，元阳既升于空际，其所遗龙骨之中仍含有元阴。

是以舌舔之其力能吸舌，此元阴翕收之力也。若生用之，凡心中怔忡、虚汗淋漓、经脉滑脱、神魂浮荡诸疾，皆因元阳不能固摄，重用龙骨，借其所含之元阴以翕收此欲涣之元阳，则功效立见。

若煅用之，其元阴之气因煅伤损，纵其质本黏涩，煅后其黏涩增加，而其翕收之力则顿失矣。用龙骨者，用其黏涩，诚不如用其吸收也。明乎此理，则龙骨之不宜煅益明矣。

王洪绪《证治全生集》谓"用龙骨者，宜悬之井中，经宿而后用之"，是可谓深知龙骨之性，而善于用之者矣。

䗪虫辨

仲景治血痹虚劳，有大黄䗪虫丸；治血瘀腹中，有下瘀血汤，方亦有䗪虫。是䗪虫原为治瘀血之要药。而其性和平，化瘀血而不伤新血，且又分毫无损气分，实尤为治瘀血之妙药也。

乙丑冬，愚因诊病来津，所开药方中有䗪虫数钱，药房与以黑色甲虫，形似蜣螂而扁，其背光滑无纹，知系差误。以质药房，则谓："从前所售䗪虫，即土鳖虫。后有南方医者，谓此非䗪虫；必购于上海始得真䗪虫。后如言购来者，即此光背黑甲虫。从此凡见方中写䗪虫者，即与以此虫。其开土鳖虫者，始与以土鳖虫。各药房中皆如此，非独敝号有然也。"愚闻之，不禁愕然。夫䗪虫原为常用药品，而天津又为北方名区，竟至混淆如此乎！

尝考《本经》，一名地鳖，《别录》又名土鳖，是土鳖虫即䗪虫之明征也。

又，《本草纲目》谓：䗪虫状若鼠妇。

按：鼠妇俗名湿虫，生潮湿之地，鼠穴中恒有之。又生于井底泥中，古名伊威，《诗经》所谓伊威在室也。

其背原多横纹，䗪虫既与鼠妇相似，其非光背无纹之黑甲虫，而为背多横纹之土鳖，益可知矣。且可疑者，廣虫近时药行中亦名苏虫，为其产于苏州者良也。岂南方医者不识其土产乎？又其光背黑甲虫购自上海，岂上海为南方最文明之区，竟误以之为䗪虫乎？如此以配制古方，其将何以奏效乎？愚愿医界同人之用䗪虫者，尚其明辨之。

论鸡内金为治女子干血劳要药

女子干血劳之证，最为难治之证也，是以愈者恒少。惟善用鸡内金者，则治之多能奏效。愚向为妇女治病，其廉于饮食者，恒白术与鸡内金并用。乃有两次遇有用此药者，一月间月信来三次。恍悟此过用鸡内金之弊也。盖鸡内金善化瘀血，即能催月信速于下行也。然月信通者服之，或至过通；而月信之不通者服之，即不难下通。

况《内经》谓"中焦受气取汁，变化而赤，是为血"，血之来源，原在脾胃能多消饮食。鸡内金与白术并用，原能健脾胃以消饮食也。况脾为后天资生之本，居中央以灌溉四旁。此证之多发劳嗽者，脾虚肺亦虚也；多兼灼热者，脾虚而肾亦虚也。再加山药、地黄、枸杞诸药以补肺滋肾，有鸡内金以运化之，自能变其浓厚之汁浆为精液，以灌注于肺肾也。

迨至服药日久，脏腑诸病皆愈。身体已渐复原，而月信仍不至者，不妨再加䗪虫、水蛭诸药。如嫌诸药之猛悍，若桃仁、红花亦可以替代。然又须多用补正之药品以驾驭之，始能有益而无害也。

愚向曾本此意拟一方，名资生通脉汤，载于三期八卷（处方编中），后列用其方治愈之案数则，可参观也。

答人疑"洗髓丹"中轻粉、红粉性过猛烈

（方载三期《医学衷中参西录》八卷）

《神农本经》药分上、中、下三品。上品者，养生之药也；中品者，治病之药也；下品者，攻病之药也。是故无病时宜服上品以调之；有病时宜服中品以治之；至其病甚剧烈非寻常药饵所能治者，又当服下品之药以攻之。

梅毒之证可谓病中之剧烈者矣。而欲用寻常药饵从容治之，可乎？然用猛烈之药，原非毫无把握也。夫用药之道，等于用兵。骄将悍卒，在善驾驭。洗髓丹中之轻粉、红粉，可谓骄将悍卒矣。用之以攻邪，或有伤正之虞。而竟能信其有益无损者，因所以驾驭之者周且善也。

人之畏轻粉、红粉者，以其为金石之药，与肠胃不宜；且畏其燥烈之性，足伤骨损髓也。故方中用枣肉为丸，以保肠胃；又多用核桃肉为佐，以补骨髓；更用露

蜂房以引毒外出（引毒外出之理详本方后），不使服药之后药随毒气内陷。且将轻粉炒至光色减退，俾其性近和平。如法为丸，用之未有不应手奏效者。

愚在军中时，用此丹治愈军官兵士不胜计，莫不身体康健，生育子女，毫无他变。后在奉省又用此丹治愈极重及特别之梅毒若干，略举三则于下。

抚顺马姓，年四十余，在京陆军部充差。先染淋毒，后因淋毒变为梅毒。注射西人药针十余次，初则旋愈旋发，继则连注数针亦不见效。据西人云，凡由淋毒变梅毒者，其毒深入骨髓。无论何药，不能拔除病根。

本人闻之，亦信为不可治之痼疾也。后经奉天，其同寅友韩芳辰介绍，来奉求为诊治。其毒周身不现形迹，惟觉脑际沉昏颇甚，心中时或烦躁，骨节多有疼痛之处。所甚异者，其眉棱眼梢及手指之节多生软骨，西人亦谓系梅毒所凝结也。

愚对于此证，不敢谓其必治愈。犹幸身体不甚羸弱，遂将洗髓丹一剂俾分四次服完；歇息旬日，再服一剂，将其分量减三分之一；歇息旬日，又服一剂，较二次所服之分量又减三分之一，皆四日服完。

其病递次消除。凡软骨之将消者，必先发起，然后徐徐消肿，化为无有。共计四阅辰，诸病皆愈。

又治一郝姓小孩，因食乳传染，咽喉溃烂，至不能进食，肛门亦甚溃烂，其肠胃之溃烂可知。其父为奉天师范学校教员，来院细言其病状，问还有救否？

答曰："果信用余方，仍能救。"

遂与以洗髓丹六粒，俾研细，水调服三次，痊愈。

又，奉天一宦家公子，有遗传性梅毒。年六岁不能行，遍身起疮若小疖，愈而复发。在大连东人医院住近一年不愈，后来院求治。其身体羸弱，饮食甚少。

先用药理其脾胃，俾能饮食；渐加以解毒之药，若金银花、连翘、天花粉诸品，身体渐壮，疮所发者亦渐少。

然毒之根蒂仍未除也。遂将洗髓丹五分许研细（将制成丸药复研末者，因孺子不能服丸药也），开水调服，三日服一次，仍每日服汤药一剂。后将洗髓丹服至十次，疮已不发。

继又服汤药月余，兼用滋阴补肾之品，每剂中有核桃仁三个，取其能健骨也（食酸龁齿者，嚼核桃仁立愈，是能健骨之明征）。

从此遂能步履行动，如常童矣。

观此二案，则洗髓丹奇异之功效，诚可于解梅毒药中首屈一指。且凡解梅毒药，无论或注射、或服药，愈后又恒肢体作疼。以其能清血中之毒，不能清骨中之毒，是以愈后其骨节犹疼也。因其骨中犹含有毒性，恒迟至日久而复发，或迟至十余年而复发者。若再投以此丹，则骨疼立愈，且以后永不反复。此又愚屡经试验而确知其然者也。

读高思潜氏"野苋菜根"对于霍乱之功效书后（野苋根、马齿苋）

尝阅《绍兴医药学报》，载有高思潜氏论野苋菜根有治霍乱之功效。其文云：

"清光绪二十八年秋季，吾乡盛行霍乱。初觉腹中酸痛，呕吐且泻；继则腿腓筋转，手脚色紫，大肉尽消，眼珠深陷；后遂四末厥冷，周身出冷汗，以至不救者，不计其数。后有人传方，用野苋菜根捣汁，冲水和服，虽奄奄一息者，亦可得庆重生。"

考李时珍《本草纲目》，云"苋菜味甘、冷利、无毒，赤苋主赤痢、射工、沙虱；紫苋杀虫毒、治气痢；六苋并利大小肠、治初痢"，而不及霍乱。尝细绎之，野苋确有治霍乱之功效，特古人未明言耳。

查霍乱之原因，为虎列拉杆菌繁殖肠内所致。其诱因则为湿热侵袭，致人身抵抗力减少，故病毒得以猖

狂。赤紫苋既能主赤痢、气痢、射工、沙虱，而六宽又
同治初痢，则野苋亦有同等之功效可知。诸书又以野苋
疗蜈蚣、蜂、蚕、诸蛇螫。是野苋惟一之功效在杀虫解
毒。以野苋菜治霍乱者，杀其菌而解其毒，治霍乱之原
因也。野苋之性味为甘冷而利，大有涤热利湿之能。铲
除原因而外，又能兼疗诱因，诚霍乱对证之良药也。

按：霍乱为最险之证，即治之如法，亦难期其必
效。用野苋根捣汁冲水服之，果能随手奏效，可为无上
妙方。

然野苋之种类甚多。当以形似圖中所种之苋菜，而
叶绿、梗或微红，其梗与叶上之筋比圖中所种之苋菜稍
粗，其梗甚硬，叶可食而梗不可食，梗端吐小长穗，结
子黑色，比苋菜子更小者为真野苋菜。

然此菜非到处皆有。若无此菜之处，拟可用马齿
苋代之。诚以马齿苋除虫解毒之力尤胜。有被蝎螫者，
愚教用马齿苋捣烂敷之，立瘥。是实验也。且《纲目》
谓："六月六日采马齿苋，晒干。元旦煮熟，同盐醋食
之，可禳解疫气。"霍乱亦疫气也。马齿苋可解疫气，
即当能解除霍乱之毒菌，是以愚谓无野苋菜之处，或可
以马齿苋代之也。

然用马齿苋时不必用根，宜取其叶捣汁冲饮之，因
其叶之背面满铺水银，水银实为消除霍乱毒菌之要品
也。特是马齿苋，北方之人大抵知之。而其形实与苋菜

及野苋菜迥异。北方人不喜食苋菜，故种苋菜者极少。荒僻之区恒有不知苋菜为何物者，焉能按其形以觅野苋菜。然花卉中之鸡冠花、雁来红（一名雁来黄，一名老少年，俗名老来少），药品中之青葙子，皆苋菜类也，故其叶皆似苋菜。若按此等物叶以觅野苋菜，野苋菜固不难辨认也。

野觅菜有名灰涤苋者（烧灰能涤衣，故名灰涤，俗呼为灰菜），状似青黎而小，且无青黎赤心，含有碱性甚多。食之助人消化力，原无毒。而奉天农村多有食野苋菜者，独不食灰涤苋，言食之恒令人肿脸，此植物之因产地而异者也。

向阅典籍，见有鼠齿苋之名，未知何物。后闻人言，即今花卉中所谓龙须海棠也。为其叶细圆而长如鼠齿，故名为鼠齿苋。其易于生长，无论有根无根，植于湿土中即活，亦灰马齿苋。其茎原与马齿苋无异，其花虽大于马齿苋数倍，实亦四出。惟不知其性，尚待试验也。

读卢育和氏"葵"能治疟述书后（卫足花、向日葵）

阅绍兴壬戌《医药学报》，载有时贤卢育和氏"葵能医疟述"。言《本经》称冬葵子气味甘寒、滑、无毒，主治五脏六腑、寒热羸瘦、五癃、利小便。故《圣惠方》治咳嗽、疟邪，取冬葵子阴干为末，酒冲服。

现西报载俄国乡人患疟，以向日葵叶铺卧身下，上亦盖之，其病若失。而俄医取以试验，又以花叶沥汁和烧酒制之。凡患疟者饮以此酒辄愈。

按：古之所谓葵，与俗所谓向日葵者原非一种。古所谓葵，即卫足花，俗呼为守足花者是也。因此花先生丛叶，自叶中心出茎，茎之下边尽被丛叶卫护，故曰卫足。孔子所谓"鲍庄子之智不如葵，葵犹能卫其足"者是也。俗呼为守足，守与卫音虽异而义则同也。其茎高近一丈，花多红色，又名一丈红。高丽人咏一丈红诗云："花与木谨花相似，叶共芙蓉叶一般。五尺栏杆遮不住，犹留一半与人看。"此诗实能将葵之真象写出，其叶之大诚如木芙蓉，而花之鲜妍亦与木谨无异。此为宿根植物，季夏下种，至次年孟夏始开花。为其经冬仍然发生，故其结之子名之为冬葵子。须于鲜嫩之时采取，则多含蛋白质，故能有益于人。《圣惠方》谓采其子阴干，是当鲜嫩之时采而阴干之也。若过老则在科上自干，而无事阴干矣。又有一种，二三月下种，至六月开花，其下无丛生之叶，不能卫足，而其茎、叶、花皆与葵无异，其治疗之功效亦大致相同，即药品中之蜀葵也。《纲目》谓：花之白者治疟疟，是卫足葵与蜀葵皆治疟也。

至于俗所谓向日葵者，各种本草皆未载，惟《群芳谱》载之。本名丈菊，一名西番葵，一名迎阳葵。为未列于药品，是以不谙其性，而《群芳谱》谓其性能坠胎，开花时孕妇忌经其下。然用其坠胎之力以催生，则诚有效验。是以拙拟之大顺汤（在《医学衷中参西录》第八卷，方系野台参、当归各一两，生赭石细末二两，卫足花子炒爆一钱作引，或丈菊花瓣一钱作引皆可，无二物作引亦可），用其花瓣作引也。

因其子人恒炒食之，知其无毒，且知其性滑。曾单用以治淋，甚效。后与鸦胆子同用（鸦胆子去皮四十粒，用丈菊子一两炒捣煎汤送下），治花柳毒淋，亦甚效。

然不知其能治疟也。今俄人发明其能治疟，丈菊诚可列于药品矣。惟呼为向日葵，是仍系俗名，至古之所谓向日葵，原指卫足花言也。司马温公诗："四月清和雨乍晴，南山当户转分明，更无柳絮因风起，惟有葵花向日倾。"夫丈菊原无宿根，季春下种，四月苗不盈尺，而其时卫足正开，温公诗中所谓葵花向日倾者，确指卫足无疑也。盖卫足葵当嫩时，茎心原随日旋转，可于其北指之时以定半夜，因半夜日在正北也。由斯知卫足花实古之所谓葵，丈菊花乃今之所谓葵也。

至卫足花子，亦善催生。而大顺汤中不采其鲜者阴干用之，而将其成熟者炒爆用之者，诚以此物微炒令爆，浅浅种于湿地之处，朝种暮出。物生之神速，莫过于此。此乃借其特异之气化以为用也。

又按：此二种葵，种之皆易长，庭院中宜多植之，以备采用。而卫足葵其根、叶、花、子皆为药品,《纲目》载其主治多种病证。其叶可食,古人以为百菜之长。因其宿根年年发生,故初春即茂长丛叶,饥谨之岁可用以救荒。于墙边宅畔种葵亩许,八口之家可恃以无饥。其食法:用卫足葵叶,洗净切碎,少拌以面（五谷之面皆可）,蒸熟食之。因叶中多含蛋白质,故少加以五谷之面即可养生。此种葵所以为荒政之一也。且其茎上之皮,可以绩麻作绳作布,尤便农家。今人只知种此二种葵以看花,而竟不知其种种用处。医界同人尚其广为提倡哉。

冬葵子辨

尝思人之欲格物者,知其物之名,即当知其名之义。此所谓顾名思义也。况其物为药品,于人之卫生有关,尤当致其审慎乎?

有如冬葵子,药中催生之要品也,然同为葵子而独以冬别之,其生长之时必与冬令有涉也。愚初习医时,见药房中所鬻之冬葵子即丈菊（俗名向日葵,亦名朝阳花）所结之子,心甚疑之。疑此物春种,至秋开花结实,初不经冬,泛名为葵子犹可,何冬葵名也?

询诸医界,亦未有能言之者。后细阅《本草纲目》,乃知将葵子季夏种之,至明年孟夏开花结子者名冬葵子,为其宿根自冬日经过也。若春种至秋结子者,其子不堪入药。

又细考所谓葵者，即寻常所种之守足花，古原名之为卫足花。因其叶丛生，自叶中心出茎，叶卫其下，若不见其足，故曰卫足。孔子所语"鲍庄子之智不如葵，葵犹能卫其足"者是也。俗呼为守足花。其音虽异，而义则同也。且本草明言其子状若榆荚，是冬葵子确为卫足花子，而非丈菊花子无疑矣。特是卫足花子原非难得之物，而药房中代以丈菊花子者，疑其中或有他因。为阅《群芳谱》，乃知丈菊一名迎阳葵，其开花时孕妇忌经其下，以其花能坠胎也。由斯知：丈菊花原能催生。其子得花之余气，亦当有催生之力。药房中以丈菊子为冬葵子，虽系错误，而犹有所取义也。

后来津与友人张相臣言及此事。相臣谓天津药房所鬻之冬蔡子皆系苘子（苘亦麻类，梗叶粗大如丈菊，所绩之麻不甚坚），较之代以丈菊子者尤远不如矣。愚曰："以津门名胜之区，药品竟混淆至此乎？何医界中亦未有明正其非者？"相臣曰："此事可勿深论。然未知卫足子与丈菊子，其催生之力孰优？"

答曰："未经一一单用试验，实未敢遽定其优劣。然丈菊花英，催生之力实胜于子。曾见有单用丈菊花英催生，服之即效者。惜人多不知耳。至于用卫足子催生，当分老嫩两种。盖卫足为滑菜，所主之病多取其性滑，若用其子催生，亦取其滑也。当用鲜嫩卫足子数两，捣烂煮汁服之，若用其老者，则另有取义，当用两许，微火炒裂其甲，煎汤饮之。诚以此物若炒裂其甲种之，可以朝种暮生（须夏季种之方能如是），此乃植物发生之最神速者。借其发生之速，以治人生育之迟，自应有特效耳。"相臣闻之甚称善。

论赤石脂煅用之可疑

凡石质之药多煅用。因其质甚硬，煅之可化硬为软也。未有其质本软而设法煅之使硬者。然未有者而竟有之，此诚出人意外也。忆愚弱冠应试津门，偶为人疏方，中有石脂。病家购药求检视，见石脂圆薄如钱，中且有孔，坚如缶瓦，似水和石脂细末烧成者。时愚年少，阅历见闻未广，未敢直斥其非。迨丙寅来津，始知各药房中所鬻石脂，皆系水和石脂细末煅成者。

夫石脂之质原系粉末，性最黏涩，用之者大抵取其能固肠止泻。若煅之成瓦，犹能固肠止泻乎？且古方用石脂多末服。若煅之为瓦，以之煎汤，虽不能愈病，犹不至伤人。若为末服之，必然有损于脾胃。此又不可不知也。

夫石脂原为一种陶土。宜兴人用石脂作原料，可烧为壶，即世俗所谓宜兴壶也。若将石脂煅若缶瓦，可以入药，是宜兴壶之瓦亦可作药用矣。然未审其与何病相宜而投之能有效也。

辨《伤寒论》方中所用之赤小豆是谷中小豆非相思子

《伤寒论》麻黄连翘赤小豆汤，治伤寒瘀热在里，身发黄。赤小豆与麻黄、连翘并用，是分消温热自小便出，其为谷中之赤小豆无疑也。

至《伤寒论》瓜蒂散，治病如桂枝证，头不痛，项不强，寸脉微浮，胸中痛硬，气上冲咽喉不得息者。此胸中有寒也。故以瓜蒂散吐之。

人因其方赤小豆与瓜蒂并用，遂有疑其方中之赤小豆为相思子者，盖以相思子服后能令人吐。而唐人咏相思子，有"红豆发"（发：原文本为"生"。）南国之句，因此，方书中亦名之为赤小豆。然斯说也，愚尝疑之。

夫赤小豆之性，下行利水；相思子之性，上行涌吐。二药之功用原判若天渊。若果二方中所用之赤小豆，一为谷中赤小豆，一为木实中相思子，仲景立方之时有不详细注解者乎？

且瓜蒂散中所以用赤小豆者，非取其能助瓜蒂涌吐也。陈修园此方诠解谓"赤小豆色赤而性降，香豉色黑而气升，能交心肾。虽大吐之时神志不愦"。善哉此解！诚能窥仲景制方之妙也。

由此益知瓜蒂散中之赤小豆，亦确系谷中之赤小豆也。孰意戊午之秋，愚应奉天军政两界之聘，充立达医院主任，采买中西药品，所购赤小豆，竟是相思子。询之药行及医界，皆言此地皆以相思子为赤小豆，未有用谷中赤小豆者。愚闻之不禁愕然。夫瓜蒂散中之赤小豆用相思子或者犹可；岂麻黄连翘赤小豆汤中之赤小豆亦可用相思子乎？吾知其误人必多矣。诸行省愚未尽历，他处亦有误用赤豆如奉天省者乎？斯未可知。愚深愿医界同人，皆留心于刍荛之言，慎勿误用相思子为赤小豆也。

论白虎汤中粳米不可误用糯米

稻有两种，粳稻与糯稻是也。粳者，硬也。其米性平不黏，善和脾胃，利小便，即寻常作饭之米也。糯者濡也、软也。其米性温而黏，可以暖胃，固涩二便，即可以用之蒸糕熬粥之米也。

白虎汤中用粳米者，取其能调和金石重坠之性，俾与脾胃相宜，而又能引热下行自小便出也。若误用糯米，其性之温既与阳明热实之证不宜，且其黏滞之力又能逗留胃腑外感之热，使不消散；其固涩二便之力，尤能阻遏胃腑外感之热，不能自下泻出。是以用之不惟无益而反有害也。

愚曾治邑北郑仁村郑姓，温热内传，阳明腑实。

投以白虎汤原方不愈。

再诊视时，检其药渣，见粳米误用糯米。因问病家曰："我昨日曾谆谆相嘱，将煎药时自加白米半两，何以竟用浆米（北方谓粳米为白米，糯米为浆米）？"

病家谓：此乃药房所给者。彼言浆米方是真粳米。

愚曰："何来此无稽之言也。为此粳米误用，几至耽误病证，犹幸因检察药；查而得知也。"

俾仍用原方加粳米煎之，服后即愈。

又尝阅长沙萧琢如《遯园医案》，载有白虎汤中用黏米之方，心疑其误用糯米。后与长沙门生朱静恒言及，静恒言其地于粳米之最有汁浆者即呼之为黏米，此非误用糯米也。然既载于书，此种名称究非所宜，恐传之他处，阅者仍以糯米为黏米耳。诚以糯米之黏远过于粳米也。凡著书欲风行寰宇者，何可以一方之俗语参其中哉！

麦奴、麦角辨

中药麦奴，非西药麦角也。近日医学报中有谓麦奴即是麦角者，且疑《本草纲目》谓麦奴主热烦，天行热毒，解丹石毒，阳毒，温毒热极发狂、大渴及温疟，未尝言能止血。而西药麦角何以为止血之专药乎？

按医报中谓麦奴即是麦角者，亦非无因：西人药物书中谓麦角一名霉麦。而吾中华俗语，凡于禾穗之上生黑菌者，皆谓之谷霉；麦奴原是麦穗上生黑菌，名之为谷霉可，名之为麦霉亦可，即名之为麦霉亦无不可。此麦奴与麦角所以相混为一物也。

究其实际，麦奴即是麦霉无疑。而麦角系又在麦霉上生出小角，长四五分至七八分，状类果中香蕉，故名为麦角。

盖麦为心谷，原善入心；化为黑色属水，原有以水胜火之义；且其性善化，故能化心中之壮火大热，使之暗消于无形，非必麦奴之性凉能胜热也。

至麦角所以善止血者，诚以麦霉色黑，原有止血之理。而又自麦霉中化出特异之生机以生此麦角，是有如反生之禾，其气化上达。是以能升举下陷之血而使之复其本位。故同为血证，而以之治吐衄未有确实效验；而以之治下血，则莫不随手奏效也。

小茴香辨

古语云，"问耕于奴，访织于婢"。此语诚信然也。吾直俗习，皆喜食茴香菜，又恒喜用其子作食料以调和饮食。是以愚于因寒小便不通及奇经诸脉寒郁作疼者，恒重用小茴香以温通之。诚以其为寻常服食之物，虽多用之无伤也。

后见《绍兴医学报》，载有用小茴香二三钱即至误人性命者。医界中亦多随声附和，谓小茴香含有毒性，不可轻用，而愚心甚疑之。回忆生平屡次重用小茴香为人治病，约皆随手奏效，服后未尝少有瞑眩。且为日用服食之物，何至有毒也。因之蓄疑于心，广问医界同人，亦未有能言其故者。

后在奉医院中，雇一邹姓厨役，其人年过五旬，识字颇多，彼亦恒用小茴香调和食物，因与言及绍报所载之。彼曰："小茴香原系两种，有野生、家种之分。此物若为园圃中种者，其菜与子皆无毒；若为野山自生者，其菜与子皆有毒。此地人不喜食茴香。街市所鬻之茴香，多系关里人在奉者买去。因本地人鉴于野生之茴香有毒，并疑园圃中种者亦或有毒而不敢轻食也。"愚闻之，数年疑团涣然冰释矣。

由斯所欲用小茴香者，若确知其为园圃所种植者，不妨多用；若购自药房，即当慎用、少用。恐其为野山自生之小茴香也。

由斯知：天地之间，同是一物，而其或有毒，或无毒，诚难确定。犹忆岁在丁丑，邑中枣树林中多生蘑菇，其上皆有紫黑斑点，采取食之，人多吐泻，且有多食致伤命者。此乃物之因形色偶异，而其性即迥异者也。又灰涤苋（俗名灰菜）为农家常服之野菜，愚在籍时亦喜食之，后至奉天见灰涤苋各空地皆是，而人不敢食。询之答云："此菜人食之则肿脸。"其性与关里生者迥别也。此亦物性之因地各异者也。

又忆初学医时，知蚤休之性有小毒，其用之极量不过二钱。至后初次用蚤休时，恐其有毒，亲自检验。其形状皮色皆如干姜，其味甘而淡，毫无刺激性，嚼服钱许，心中泰然。知其分毫无毒，后恒用至四五钱，以治疗痈甚效。待至他处，再用此药，其皮色紫而暗，有若紫参，其味辣而不甘，饶有刺激之力。嚼服五分许，心中似觉不稳。乃恍悟方书所谓有毒者，指此等蚤休而言也。同是蚤休，而其性味竟如此不同。

凡用药者，尚其细心时时检察，自能稳妥建功，不至有误用药品之失也。

论用药以胜病为主不拘分量之多少

尝思用药所以除病，所服之药病当之，非人当之也（惟用药不对病者则人当之而有害矣）。乃有所用之药本可除病，而往往服之不效，间有激动其病愈加重者，此无他，药不胜病故也。病足以当其药而绰有余力，药何以能除病乎？愚感于医界多有此弊，略举前贤之医案数则、时贤之医案数则及拙治之医案数则，以质诸医界同人。

明李士材治鲁藩阳极似阴证，时方盛暑，寝门重闭，密设毡帷，身覆貂被，而犹呼冷。

士材往视之曰："此热证也。古有冷水灌顶法，今姑通变用之。"

乃以生石膏三斤，煎汤三碗，作三次服。

一服去貂被，再服去毡帷。服至三次，体蒸流汗，遂呼进粥，病若失矣。

清道光间，归安江笔花著《医镜》。内载治一时疫发斑案，共用生石膏十四斤，其斑始透。

吴鞠通治何姓叟，手足拘挛，误服桂、附、人参、附子、熟地等补阳，以致面赤，脉洪数，小便闭，身重不能转侧，手不能上至鬓，足卷曲丝毫不能移动。

每剂药中重用生石膏半斤，日进一剂。服至三月后，始收全功。

又治蛊胀无汗，脉象沉弦而细。

投以《金匮》麻黄附子甘草汤行太阳之阳，即以泻厥阴之阴。麻黄去节，重用二两，熟附子两六钱，炙甘草两二钱，煎汤五饭碗。

先服半碗得汗至眉；二次汗至眼；约每次其汗下出寸许。每次服药后，即啜鲤鱼热汤以助其汗。一昼夜饮完药二剂，鲤鱼汤饮一锅，汗出至膝上，未能过膝。脐以上肿尽消，其腹仍大，小便不利。

改用五苓散。

初服不效。将方中肉桂改用新鲜紫油安边青花桂四钱，又加辽人参三钱。

服后小便大通，腹胀遂消。

　　山东海丰近海之处有程子河，为黄河入海故道，海船恒停其处。清咸丰时有杨氏少妇，得奇疾，脊背肿热，赤身卧帐中，若有一缕着身，即热不能支。

　　适有宜兴苏先生乘海船赴北闱乡试，经过其处。其人精医术。延为诊视。

　　断为阳毒。俾用大黄十斤，煎汤十斤，放量陆续饮之，尽剂而愈。

　　时贤萧琢如，名伯璋，湖南长沙人，愚之闻名友也，以所著《遁园医案》相赠。其案中最善用《伤寒》《金匮》诸方，无愧为南阳私淑弟子。载有治其从妹腹中寒凉作疼，脉象沉迟而弦紧。

　　每剂中重用乌附子二两。连服附子近二十斤，其病始愈。

　　又治漆工余某妻，左边少腹内有块，常结不散，痛时则块膨胀如拳，手足痿软，遍身冷汗，不省人事，脉象沉紧，舌苔白厚而湿滑，面色暗晦。

　　与通脉四逆汤，乌附子八钱，渐增至四两。煎汤一大碗，分数次饮下。内块递减，证亦皆见轻。

　　病人以为药既对证，遂放胆煎好一剂顿服下。顷之，面热如醉，手足拘挛，舌尖麻。已而呕吐汗出，其病脱然痊愈。

时贤刘蔚楚，名永楠，广东香山人，医界国手，兼通西法。名论卓议，时登医学志报，久为阅者争先快睹。所著《遇安斋证治丛录》，愚曾为作序。其中用大剂治愈险证尤多。如其治极重鼠疫用白虎汤，生石膏一剂渐加至斤余；治产后温热，用白虎加人参汤，一剂中用生石膏半斤，连服十余剂始愈；治阳虚汗脱，用术附汤，每剂术用四两，渐加至一斤，天雄用二两，渐加至半斤。如此胆识，俱臻极顶，洵堪为挽回重病者之不二法程也。

至于愚生平用大剂挽回重证之案甚多，其已载于前四期《医学衷中参西录》者多为医界所披阅，兹不复赘。惟即从前未登出者略录数则，以质诸医界同人。

奉天交涉署科员王禅唐之夫人，受妊恶阻呕吐，半月勺水不存。无论何药下咽即吐出，势极危险。

爰用自制半夏二两（自制者中无矾味，善止呕吐），生赭石细末半斤，生怀山药两半，共煎汤八百瓦药瓶一瓶（约二十两强），或凉饮温饮，随病人所欲，徐徐饮下，二日尽剂而愈。

夫半夏、赭石，皆为妊妇禁药，而愚如此放胆用之毫无顾忌者，即《内经》所谓"有故无殒，亦无殒也"。然此中仍另有妙理，详《医学衷中参西录》第二卷参赭镇气汤下，可参观。

又治西安县煤矿司账张子禹腿疼，其人身体强壮，三十未娶，两脚肿疼，胫骨处尤甚。服热药则加剧，服凉药则平平，医治年余无效。其脉象洪实，右脉尤甚，其疼肿之处皆发热。

断为相火炽盛，小便必稍有不利，因致湿热相并下注，宜投以清热利湿之剂。

初用生石膏二两，连翘、茅根各三钱，煎汤服。后渐加至石膏半斤，连翘、茅根仍旧，日服两剂，其第二剂石膏减半，如此月余，共计用生石膏十七斤，疼与肿皆大轻减，其饮食如常，大便日行一次，分毫未觉寒凉。旋因矿务忙甚，来函招其速返。临行切嘱其仍服原方，再十余剂当脱然痊愈矣。

又，奉天联合烟卷公司看锅炉刘某，因常受锅炉之炙热，阴血暗耗，腑脏经络之间皆蕴有热性。至仲春又薄受外感，其热陡发，表里俱觉壮热。

医者治以滋阴清热之药，十余剂分毫无效。其脉搏近六至，右部甚实，大便两三日一行。

知其阳明府热甚炽又兼阴分虚损也。

投以大剂白虎加人参汤，生石膏用四两，人参用六钱，以生山药代方中粳米，又加玄参、天冬各一两，煎汤一大碗，分三次温饮下，日进一剂。乃服后其热稍退，药力歇后仍如故。后将石膏渐加至半斤，一日连进二剂。如此三日，热退十之八九，其大便日下一次。遂改用清凉滋阴之剂，数日痊愈。共计所用生石膏已八斤强矣。

又，愚在籍时曾治一壮年，癫狂失心，六脉皆闭，重按亦分毫不见（于以知顽痰能闭脉）。

投以大承气汤加赭石二两，煎汤送服甘遂细末三钱（此方在《医学衷中参西录》名荡痰加甘遂汤，以治癫狂之重者。若去甘遂名荡痰汤，以治癫狂之轻者。二方救人多矣）。

服后大便未行。隔数日（凡有甘遂之药不可连日服之，连服必作呕吐）将药剂加重，大黄、赭石各用三两，仍送服甘遂三钱，大便仍无行动。

遂改用巴豆霜五分，单用赭石细末四两煎汤送下，间三日一服（巴豆亦不可连服，若连服肠胃腐烂矣）每服后大便行数次，杂以成块之痰若干。服至两次，其脉即出。至五次，痰净，其癫狂遂愈。

复改用清火化瘀之药，服数剂以善其后。

答朱静恒问药三则

一问：杨玉衡谓痧胀证不可用甘草，用之恐成痧块。《温热经纬》十四条注，沈辛甫谓此条颇似痧证，六一散有甘草，慎用。据此二条，痧证似有不宜用甘草，尊著急救回生丹、卫生防疫宝丹，皆兼治痧证，而**甘草独重用，能无碍乎？**

答：凡用药治病，每合数味成方。取其药性化合，藉彼药之长以济此药之短，而后乃能随手奏效。如外感喘嗽忌用五味，而小青龙汤与干姜、细辛并用则无碍；寒温热盛忌用人参，而白虎加人参汤与石膏、知母并用则无碍。盖急救回生丹与卫生防疫宝丹原为治霍乱必效之方，而兼治诸痧证亦有特效。其中所用药品若冰片、薄荷、细辛、白芷，皆极走窜之品，故重用甘草之甘缓者以和之，则暴邪之猝中者可因走窜而外透；至吐泻已久、正气将漓者，更可借甘草以保合正气。况此等暴证皆含有毒菌，甘草又为解毒之要药乎？且甘草生用，不经水煮火炙，其性补而不滞，而仍善流通。四期《医学衷中参西录·甘草解》可参观也。

二问：妊娠禁忌歌（见《医宗必读》）谓朱砂损胎。急救回生丹、卫生防疫宝丹皆重用朱砂，不知妊妇可服乎？

答：朱砂中含水银，夫水银固不利于胎者也，是以有忌用之说。究之，系水银与硫黄化合而成，其性当以朱砂论，不可复以水银、硫黄论。朱砂之性，《本经》谓其养精神，安魂魄，益气，明目，杀精魅邪恶鬼。久服通神明，不老。细思《本经》之文，朱砂于妊妇何损哉！况"有故无殒"，《内经》原有明训。若遇危急之证，必需某药者，原无所顾忌也。矧其药本非当顾忌者乎？

三问：尊著"补偏汤"有全蜈蚣一条。他方书用蜈蚣皆去头、尾、足，以其毒在头尾足也。今并头尾足全用之，独不虑其中毒乎？

答：凡用毒药治病，皆取其性之猛烈可以胜病。蜈蚣头尾足色黄而亮，当为其精华透露之处。若悉去之，恐其毒尽而气力亦微，即不能胜病矣。况蜈蚣原无大毒。曾见有以治梅毒，一次服十条而分毫不觉瞑眩者，其性近和平可知。何必多所顾忌而去所不必去也！

牛肉反红荆之目睹

敝邑多红荆，而县北泊庄尤多，各地阡塍皆有荆丛绕护。

乙巳季春，牛多瘟死。剥牛者弃其脏腑，但食其肉，未闻有中毒者。独泊庄因食牛肉，同时中毒者二百余人，迎愚为之解救。

既至（相距七余里许），死者已三人矣。中毒之现象：

发热、恶心、瞑眩、脉象紧数。

投以黄连、甘草、金银花、天花粉诸药，皆随手奏效。

细询其中毒之由，缘洗牛肉于溪中。其溪中多浸荆条，水色变红。洗后复晾于荆条栅上，至煮肉时又以荆为薪。及鬻此肉，食者皆病，食多则病剧，食少则病轻耳。

愚闻此言，因恍忆"老牛反荆花"，原系邑中相传古语，想邑中古人必有中此毒者，是以其语至今留诒，人多知之。特其事未经见，虽知之亦淡然若忘耳。然其相反之理，究系何因，须俟深于化学者研究也。

因又忆曩时阅小说，见有田家妇馌于田间，行荆芥中，所馌之饭有牛肉，食者遂中毒。疑荆芥即系红荆之讹。不然，岂牛肉反荆花，而又反荆芥耶？医界诸大雅，有能确知之者，又期不吝指教。

甘草反鲢鱼之质疑

近阅《邃园医案》(长沙萧琢如著)载鲢鱼反甘草之事。谓当逊清末叶，医士颜君意祥，笃实人也。一日告余：曾在某邑为人治病，见一奇案，令人不解。

有一农家人口颇众，冬月塘涸取鱼，煮食以供午餐，丁壮食鱼且尽，即散而赴工。妇女童稚数人复取鱼烹治佐食。及晚，有一妇初觉饱闷不适，卧床歇息，众未介意。次日呼之不起，审视则已僵矣。

举家惊讶，莫明其故。再四考查，自进午餐后并未更进他种食物，亦无纤芥事故，乃取前日烹鱼之釜细察。视之，除鱼汁骨肉外，惟存甘草一条约四五寸许。

究问所来，据其家妇女云，小孩啼哭每以甘草与食。釜中所存必系小儿所遗落者。

又检所烹之鱼，皆系鲢鱼，并非毒物。且甘草亦并无反鲢鱼之说，矧同食者若干人，何独一人偏受其灾。

顷刻，邻里咸集。又久之，其母家亦至。家人据实以告众。一少年人言于众曰："甘草鲢鱼同食毙命，千古无此奇事，岂得以谎言搪塞？果尔，则再用此二物同煮，与我食之。"言已，即促同来者照办，并亲自手擘二物置釜中。烹熟，取盘箸陈列席间，旁人疑阻者辄怒斥之。即席大啖，并笑旁观者愚暗胆怯。

届晚间固无甚痛苦，亦无若何表示，至次晨则僵卧不起矣。

由斯，其母家嫌疑解释。

按：鲢鱼为常食之物，甘草又为药中常用之品。苟此二物相反，疏方用甘草时即当戒其勿食鲢鱼。

论中西之药原宜相助为理

自西药之入中国也，维新者趋之恐后，守旧者视之若浼。遂至互相牴牾，终难沟通。愚才不敏，而生平用药多喜取西药之所长，以济吾中药之所短，初无畛域之见存于其间。故拙著之书，以衷中参西为名也。

盖西医用药在局部，是重在病之标也；中医用药求原因，是重在病之本也。究之，标本原宜兼顾，若遇难治之证，以西药治其标，以中药治其本，则奏效必捷，而临证亦确有把握矣。今试略举数端于下。

西药之治吐血，以醋酸铅为最效；治下血，以麦角为最效。然究其所以效者，谓二药能收缩其血管也。至于病因之凉热虚实则不问矣。是以愈后，恒变生他证。若以二药收缩其血管，以中药治其凉热虚实，且更兼用化瘀消滞之品，防其血管收缩之后致有瘀血为恙，则无难愈之血证矣。

西药治痫风以臭素三种（臭素加里、臭素安母纽谟、那笃留谟）及抱水过鲁拉儿为最效。然究其所以效者，谓能麻醉脑筋（即脑髓神经）也。至病因之为痰、为气、为火，则不问矣。是以迨至脑筋不麻醉，则病仍反复。若以西药臭素、抱水诸品麻醉其脑筋（每日服两次可以强制不发），用中药以清火理痰理气，或兼用健脾镇肝之品，无难愈之痫风矣。

西药阿斯必林，为治肺结核之良药，而发散太过，恒伤肺阴。若兼用玄参、沙参诸药以滋肺阴，则结核易愈。又，其药善解温病初得，然解表甚效，而清里不足，恒有服之周身得汗，因其里热未清，而病不愈者。若于其正出汗时，急用生石膏两许煎汤，乘热饮之，则汗出愈多，而热亦遂清。或用石膏所煎之汤送服阿斯必林，汗出后亦无不愈者。

又如白喉证，乃脏腑之热上攻，郁于喉间所致。上攻之郁热，宜散而消之，而实忌用表药表散。若用生石膏、玄参诸药煎汤送服西药安知歇貌林半瓦，服药之后可微似解肌而愈。盖安知歇貌林虽亦有透表之力，而其清热之力实远胜其透表之力，而又有生石膏、玄参诸凉润之药以清内伤之燥热，所以能稳妥奏效也。如烂喉痧证，外感之热内侵，郁于喉间所致。外感之郁热，宜表而出之，而实忌用辛热发表。若亦用生石膏、玄参诸药煎汤送服西药阿斯必林一瓦，服药之后必周身得凉汗而愈。盖阿斯必林虽饶有发表之力，然实系辛凉解肌而兼有退热之功，而又有石膏、玄参诸凉润之药以清外感之壮热，故能随手奏效也。

又如西药骨拜波浆，为治淋证之妙药。而单用之，亦恒有不效之时。以淋证之原因及病候各殊也。若用中药以济其不逮：其为热淋也，可与滑石、海金沙并用；其为寒淋也，可与川椒目、小茴香并用；其为血淋也，可与旱三七、鸦胆子仁并用；其淋而兼滑脱也，可与生龙骨、生牡蛎并用；其为传染之毒淋也，可与朱砂、甘草并用（宜同朱砂、甘草末合为丸）。若毒淋兼以上诸淋者，亦可兼用以上诸药，随淋证之所宜而各加以相伍之药，无难愈之淋证矣。

若此者难悉数也。或疑中药与西药迥不同，若并用之恐有不相宜之处。不知以上所胪列者原非凭空拟议也。盖愚之对于西药，实先详考其原质性味，知其与所伍之中药毫无龃龉，而后敢于一试。及试之屡效，而后敢笔之于书也。由斯知中药与西药相助为理，诚能相得益彰。能汇通中西药品，即渐能汇通中西病理。当今医界之要务，洵当以此为首图也。

试观西人近出之书，其取中药制为药水、药酒、药粉者，几等于其原有之西药（观西书治疗学可知）。是诚西人医学之进步也。若吾人仍故步自封，不知采取西药之长，以补吾中药之所短，是甘让西人进步矣。夫天演之理，物竞天择。我则不竞，又何怨天之不择哉！郭隗曰："请自隗始。"愚愿吾医界青年有志与西医争衡者，当深体拙著衷中参西之命名，则用功自能端其趋向矣。

论西药不尽宜于中人

尝读《内经》，至《异法方宜论》谓"西方水土刚强，其民不衣而褐荐，华食而脂肥，故邪不能伤其形体。其病生于内，其治宜毒药。故毒药者，亦从西方来"，诸句云云，显为今日西药道着实际。

盖凡人生寒冷之地且多肉食，其脾胃必多坚壮。是以西药之原质本多猛烈，而又恒制以硫酸、硝酸、盐酸诸水以助其猛烈，是取其猛烈之性与坚壮之脾胃相宜故也。其取用中药之处，若大黄、巴豆之开破，黄连、龙胆之寒凉，彼皆视为健胃之品。吾人用之，果能强健脾胃乎？

二十余年来，愚亦兼用西药，然必细审其原质本未含有毒性，且其性近和平，一次可用至半瓦以上者。至其用量或十分瓦之一及百分瓦之一者，原具有极猛烈之性质，实不敢于轻试也。且其药味虽多，至以之治病似仍未全备，如人之气血原并重，而西药中但有治贫血之药，毫无治贫气之药，是显然可征者也。

复李祝华书

祝华先生雅鉴：

过蒙奖誉，感愧交集。仆自念学疏才浅，混迹医界，徒为滥竽，又何敢为人师乎！然深感先生痛家庭之多故而发愤学医，担簦负笈，遍访于江淮汝泗，以求师资之诚心，而仆生平稍有心得之处，诚有不能自秘者。

夫学医工夫原有数层，悉论之，累幅难终。今先就第一层工夫言之，则最在识药性也。药性详于本草，诸家本草皆不足信，可信者惟《本经》，然亦难尽信也。

试先即其可信者言之：

如石膏《本经》言其微寒，且谓其宜于产乳。是以《金匮》治妇人乳中虚，烦乱呕逆有竹皮大丸，中有石膏；徐灵胎治陆氏妇产后温热，用石膏；仆治产后寒温证，其实热甚剧者，亦恒用石膏（宜用白虎加人参汤去知母加玄参，且石膏必须生用）。而诸本草竟谓大寒，未有谓其可用于产后者。

又如山茱萸，《本经》谓其逐寒湿痹。仆遇肢体疼痛，或腹胁疼痛，脉虚者，重用萸肉，其疼即愈（有案载《医学衷中参西录》第四卷曲直汤下）。因其气血因寒湿而痹，故作疼，痹开则疼自止也。而诸家本草不言其逐痹也。《本经》又谓其主寒热。仆治肝虚极，寒热往来，汗出欲脱，重用萸肉即愈（有案载三期第一卷来复汤下）。诸家本草不言其治寒热往来也。

又如桂枝，《本经》谓其主咳逆上气吐吸。仲景桂枝汤用之以治奔豚上逆，小青龙汤用之以治外感喘逆（用小青龙汤之例，喘者去麻黄加杏仁不去桂枝，则桂枝为外感痰喘之要药可知），是深悟桂枝主上气；吐吸之理也。仆屡用此二方，亦皆随手奏效。而诸家本草不言其治上气吐吸也。如此者难枚举。

试再言其难尽信者，如人参，性本温也，而《本经》谓其微寒；当归本甘温而微辛也，而《本经》谓其苦。诸如此类，或药物年久有变迁欤？或其授受之际有差讹欤（古人之书皆以口授）？斯皆无从考究。

惟于其可信者则信之，于其不能尽信者又须费研究也。是以仆学医时，凡药皆自尝试。即毒若巴豆、甘遂，亦曾少少尝之。犹记曾嚼服甘遂一钱，连泻十余次后，所下者皆系痰水。由此悟为开顽痰之主药。惟后恶心欲吐，遂与赭石并用（赭石重坠止吐呕），以开心下热痰，而癫狂可立愈。又曾嚼服远志，甚酸（《本经》言其味苦），且兼有矾味，知其性正能敛肺化痰，以治痰嗽，果为妙品。惟多服者能令人呕吐，亦其中含矾质之征也。

语云：良工心苦。仆于医学，原非良工，然已费尽苦心矣。近集四十余年药物之研究，编为药物学讲义一书，中西药品皆备有其要，约有十万余言，已出版公诸医界，于药物一门庶有小补云。

复竹芷熙书

芷熙先生道鉴：

近阅《绍兴医报》十二卷六号，有与弟论药二则。首则论僵蚕，条分缕析，议论精确，洵为僵蚕的解。捧读之下，获益良多。

然《医学衷中参西录》所载蚕因风僵之说，实采之徐灵胎所注《本经百种》僵蚕下之注疏。徐氏原浙江名医，弟素信其医学，故并信其所论僵蚕。此非弟之杜撰也。

且古有蚕室之名，即室之严密不透风者。注者谓：蚕性畏风，室透风则蚕病。是蚕因风僵之说，古书虽无明文，已寓有其意。徐氏之说亦非无据也。

次论鲜小蓟，因弟用鲜小蓟根治吐血、衄血，治花柳血淋，治项下疙瘩，皆随手奏效，称弟之用药如宜寮弄丸，左宜右有。自谓曾用鲜小蓟根治愈极险之肺痈，以为弟所用鲜小蓟之征验。究之，鲜小蓟根之善治肺痈，弟犹未知也。夫肺痈为肺病之最剧者，西人甚畏此证，而诿为无可治。乃竟以一味鲜小蓟根建此奇功，何其神妙如斯哉！

先生之哲嗣余祥少兄，既喜读拙著之书，先生对于拙著若此注意，再三为之登于报章，洵为弟之知己也。古语云，"人生得一知己，可以无憾"。弟本北人，何幸南方知己之多也。

论鳖甲、龟板不可用于虚弱之证

《本经》论鳖甲，主心腹癥瘕坚积。《金匮》鳖甲煎丸用之以消疟母（胁下硬块）。其色青入肝，药房又皆以醋炙，其开破肝经之力尤胜。

向曾单用鳖甲末三钱，水送服，以治久疟不愈。服后病者觉怔忡异常，移时始愈。由斯知肝虚弱者，鳖甲诚为禁用之品也。

又龟板，《本经》亦主癥瘕，兼开湿痹。后世佛手散用之，以催生下胎。尝试验此药，若用生者，原能滋阴潜阳，引热下行，且能利小便（是开湿痹之效）。而药房中亦皆以醋炙之，若服至一两，必令人泄泻。

其开破之力虽逊于鳖甲，而与鳖甲同用以误治虚弱之证，实能相助为虐也。乃行世方书用此二药以治虚劳之证者甚多。

即名医如吴鞠通，其治温邪深入下焦，热深厥深，脉细促，心中憺憺大动。

此邪实正虚，肝风煽动将脱。

当用白虎加人参汤，再加龙骨、牡蛎，庶可挽回。

而吴氏竟治以三甲复脉汤，方中鳖甲、龟板并用，虽有牡蛎之收涩，亦将何补？

此乃名医之偶失检点也。

乃近在津沽，有公安局科长赵子登君介绍为其友之夫人治病。其人年近五旬，患温病半月不愈。其左脉弦硬，有真气不敛之象；右脉近洪而不任重按。

此邪实正虚也。为拟补正祛邪之剂。

病者将药饮一口，嫌甚味苦不服。

再延他医，为开三甲复脉汤方，略有加减。

服后烦躁异常。此心肾不交、阴阳将离也。医者犹不省悟，竟于原方中加大黄二钱，服后汗出不止。

此时若重用山萸肉二两，汗犹可止；汗止后，病仍可治。

惜该医见不及此，竟至误人性命也。

论萆薢为治失溺要药不可用之治淋

《名医别录》谓萆薢治阴萎、失溺、老人五缓。

盖失溺之证实，因膀胱之括约筋少约束之力，此系筋缓之病，实为五缓之一。萆薢善治五缓，所以治之。拙拟醒脾升陷汤中，曾重用萆薢以治小便频数不禁，屡次奏效，因将其方载于《医学衷中参西录》三期四卷，是萆薢为治失溺之要药可知矣。乃萆薢分清饮竟用之以治膏淋。何其背谬若是？

愚在籍时，邻村有病淋者，医者投以萆薢分清饮两剂，其人小便滴沥不通。再服各种利小便药皆无效。

后延愚诊治，已至十日，精神昏聩，毫无知觉，脉数近十至，按之即无。

因谓其家人曰："据此脉论，即小便通下，亦恐不救。"其家人恳求甚切。

遂投以大滋真阴之剂，以利水之药佐之。灌下移时，小便即通，床褥皆湿。

再诊其脉，微细欲无。

愚急辞归。后闻其人当日即亡。

近又在津治一淋证，服药十剂已愈，隔两月病又反复。时值愚回籍，遂延他医治疗。

方中亦重用萆薢。服两剂，小便亦滴沥不通，服利小便药亦无效。

遂屡用西法引溺管兼服利小便之药，治近一旬，小便少通滴沥，每小便一次，必须两小时。

继又服滋阴利水之药十剂始痊愈。

论沙参为治肺劳要药

近族曾孙女莹姐，自幼失乳，身形羸弱，自六七岁时恒发咳嗽，后至十一二岁散浸增剧，概服治嗽药不效。

愚俾用生怀山药细末熬粥，调以白糖令适口，送服生鸡内金细末二三分，或西药白布圣二瓦，当点心服之。

年余未间断。劳嗽虽见愈，而终不能除根。诊其脉，肺胃似皆有热。

遂俾用北沙参轧为细末，每服二钱，日两次。

服至旬余，咳嗽痊愈。

然恐其沙参久服或失于凉，改用沙参三两，甘草二两，共轧细，亦每服二钱，以善其后。

按：沙参出于吉林者良，其色白质坚，称为北沙参。究之，沙参为肺家要药，其质宜空。吾邑海滨产有空沙参，实较北沙参尤良，惜岁出无多，不能远及耳。